東大の微生物博士が教える

# 花粉症は1日で治る！

小柳津広志

自由国民社

# ゴボウを食べると花粉症が治る！

**花粉症でお困りの日本人4000万人のみなさま、はじめまして。**

私は東大名誉教授で農学博士、さらに東大の微生物学博士の小柳津広志《おやいづひろし》と申します。

肩書きを見ると非常に権威的で近寄りがたく思われるかもしれませんが、そんなことはまったくありません。

ただ、ほんの少し自己紹介させていただけますと、じつは**アレルギー治療では世界一詳しいと自負しております。**

また、腸内微生物と微生物系統進化の分野で引用度の高い英語論文を多数発表しているため、微生物分類学と微生物生態学の分野では、日本よりも世界で知られる存在なのです。

ですから、これから紹介する私の話を、ぜひ真剣に聞いていただければと思っております。

＊　＊　＊

花粉症対策は数多くありますが、私は花粉症の人には毎日ゴボウを食べることをおすすめしています。

ゴボウを食べれば間違いなく花粉症は治るのですが、完璧に治すためには大量に食べる必要があります。

目安としては、毎日、ゴボウ1本です。

もちろん、毎日ゴボウを食べることは簡単ではありません。

しかし、ゴボウを食べることで、腸内細菌の働きを改善＝「腸活」（大腸の働きを活発にすること）し、花粉症によって起こる炎症を抑えることによって、花粉症はほぼ100％治ってしまうのです。

「花粉症が必ず治る」と書くと、多くの疑問の声や批判の声があがるかもしれませんが、花粉症は炎症の一種であり、炎症を抑えるメカニズムを知ることによって、年齢や性別を問わず治すことができるのです。

その治療法のカギを握るのが、

**「酪酸菌《らくさんきん》」**

です。

酪酸菌は、だれもが大腸に「飼って」います。

そして、その働きを活発にするには、

# 「フラクトオリゴ糖」

という水溶性食物繊維をエサとして与える必要があるのです。

このフラクトオリゴ糖が最も多く含まれていて、最も手軽に食べることができるのが、食物繊維の王様である、ゴボウです。

もちろん、ゴボウだけではなく、たまねぎ、にんにく、ネギ、アスパラガスなどの野菜にも含まれています。

新鮮なヤーコンには100グラムあたり13グラムのフラクトオリゴ糖が含まれており、ゴボウの6グラムをはるかに凌駕しています。

「だったら、ヤーコンを食べればいいんじゃないか!」

という声が聞こえてきそうですが、

みなさんの近くの八百屋さんでヤーコンは売られていますか?

キクイモ100グラムにもフラクトオリゴ糖が15グラム含まれていますが、やはりキクイモも八百屋さんでは入手が困難です。

ですから、どこの八百屋さんやスーパー、デパートにも売っていて、日本人になじみのある野菜としてゴボウが一番手っ取り早いのです。

＊　＊　＊

毎年、2月から4月の花粉症の季節になると、約4000万人の花粉症患者の方々が鼻水、くしゃみ、目のかゆみを訴え、病院やクリニックや薬局にかけこんで、注射をしてもらったり、目薬やマスクやアレルギーを抑える薬を大量に、そして長期にわたって購入しています。

その市場規模は、わかっているだけで1000億円超。

しかし、そのうち**9割の花粉症対策が意味をなしていません**。

本書は、花粉症を炎症としてとらえ、その炎症を抑えるため、

**1．食事療法**

**2．腸活（酪酸菌の増加）**

に焦点を当て、100人の花粉症患者がいたら、すべての方の症状が寛解《かんかい》され、そして治す方法を教える本です。

極端な話、酪酸菌にフラクトオリゴ糖をエサとして与えるだけで、理論的には、たった6時間で花粉症は治ってしまうのです。

**花粉症の強度によって個人差はありますが、本当に花粉症が1日で治ります。**

あなたが、明日から、目薬、抗ヒスタミン剤、マスクの無い、快適な鼻呼吸生活が送れることを心から願っています。

## なぜ花粉症を治せるようになったのか？

2016年3月、定年まで2年ありましたが東京大学を早期退職しました。

私自身も高齢者の一員になりましたが、なんとか高齢者の生活をサポートしたいと考えたのです。

そこで、私は得意な料理を活かそうと考え、高齢者のための減塩レストランを開店。

私の料理は『世界一受けたい授業』（日本テレビ系列）で紹介され、腕には自信がありました。レストランは繁盛して、いくつかのメディアでも紹介されました。

ところが、高齢者と接するうちに、

**「糖尿病を治してほしい」**

**「血圧やコレステロール値を下げるにはどうしたらいいか」**

**「喘息や老人性かゆいかゆい病（乾皮症）を治す方法はないか」**

などの相談をつぎからつぎに受けるようになったのです。

あげくの果て、

**「認知症はなんとかならないか」**

などの話もありました。


しかし、私は微生物学の専門家で、栄養学には詳しくありませんでした。

そこで、私は栄養学の本を購入して、丹念に繰り返して読みました。しかし、栄養学の先生が書く本には、何を食べたら病気が治るのか書いてありませんでした。


まず私は、腸内フローラを変えたらどうなるかを、聞こえは悪いかもしれませんがレストランのお客さんで人体実験をすることにしたのです。


最初に思いついたのは、腸内の酪酸菌を増やすことでした。

なぜなら腸内フローラの研究をしていた時に、**フラクトオリゴ糖で酪酸菌が増える**ということを知っていたからです。

早速、フラクトオリゴ糖を糖尿病のお客さんに摂ってもらったところ、予想したように、空腹時血糖値は下がりました。

ところが、食後血糖値にはほとんど影響を与えず、数か月のあいだの血糖値の平均を表すヘモグロビンＡ１ｃ値はそれほど下がりません。

２０１８年春、数十人のお客さんがフラクトオリゴ糖を摂っていましたが、驚くことに、ほとんどの方の花粉症が治ってしまったのです。

また、老人性かゆいかゆい病や気管支喘息の方もほとんど症状が出なくなりました。

そこで、フラクトオリゴ糖を大量に販売して、さらなる人体実験を行うことにしました。

花粉症が治ることが口コミで伝わり、数か月で数百人が使うようになりました。

驚くことに、ほとんどの方が翌日に治ってしまい、人によっては摂取後、５～６時間で治ったのです。

私自身の花粉症と蕁麻疹（アトピー性皮膚炎）もすぐに治りました。それだけでなく、下痢の症状も無くなり、痔もすぐに治りました。

その後も、口コミで評判が伝わり、利用者はまたたく間に数千人に。
私は花粉症を1日で治せるようになったのです。

## 花粉症は炎症反応による病気にすぎなかった

私は運よくフラクトオリゴ糖の効能を発見して、花粉症を1日で治せるようになりました。すると、花粉症の治療以外にも驚くべきことが起こったのです。

数千人のフラクトオリゴ糖の利用者のうち、多くの人から、

「よく眠れるようになった」
「朝まで起きないでぐっすり寝られるようになった」

という声を頻繁に聞くようになりました。

「夫が急に活動的になって、頻繁に外出するようになった」

「怒りっぽくなくなった」

という声もよく聞きます。

さらに、ある時からうつ病、パニック障害の方が多く来店するようになりました。私の周りにはうつ病の方はいませんでしたので、フラクトオリゴ糖がうつ症状に効くとは、気がつきませんでした。正直に言うと、うつ病についてまったく知識がなかったのです。

うつ病について調べを進めていると、ケンブリッジ大学精神医科学長のエドワード・ブルモアという著名な精神科医の『「うつ」は炎症で起きる』（エドワード・ブルモア著、藤井良江訳／草思社）という本を見つけました。

その時、私の頭の中で、「花粉症」と「うつ病」が「炎症で起こる病気」としてつながりました。じつは、人の気分も炎症が起こると「落ち込み」、炎症が抑えられると「爽快」になるのです。

炎症の抑制は、腸内フローラの一つである酪酸菌が行います。

私の「気分」も「鼻のむずむず」も、大腸の酪酸菌によって決められていたのです。

## 画期的アレルギー治療技術の発見

私の「食べ物による病気の治療」の試みは、精神医学の分野に広げられました。

すると、アトピー性皮膚炎やうつ病は、食べたものに含まれるミネラルやビタミンの不足によっても悪化することがわかったのです。

栄養状態が悪ければ、活発には動けなくなり、疲れやすくなります。

悪化したアトピー性皮膚炎では、皮膚の再生のため大量のタンパク質が必要です。

もともと、私のレストランは高齢者用の減塩レストランですので、来店者の平均年齢は70歳を超えていました。

高齢者は食が細く、ごはんをたくさん食べておかずをあまり食べない傾向にあります。

からだを作るのに摂らなければならない栄養素は、「必須アミノ酸」「必須脂肪酸」「ビタミン類」「ミネラル類」です。これにエネルギー源として「タンパク質」「脂質」「糖質」を、大腸の腸内フローラを整えるための「食物繊維」を加える必要があります。

それでは、**いったいどのような食べ方をしたらより多くの病気を治せるのでしょうか**。これが、私の新たな課題となりました。

認知症、心筋梗塞、脳梗塞、糖尿病はどうしたら治り、予防できるのだろうか？

私はまず、糖尿病治療に取り組みました。当然、「糖質制限」をターゲットとし、これが糖尿病治療に効くか試したのです。

糖質制限食では、ごはん、パン、うどんなどの麺類、スナック菓子、砂糖などの糖質過多食品を摂りません。これらの糖質過多食品はビタミン類、ミネラル類をほとんど含みませんので、当然、糖質制限をすれば栄養バランスは抜群になります。

そこで私は、レストランのお客さんを使った人体実験を始めました。「糖質制限食講習会」を開催し、糖尿病の方を集めたのです。

参加者にはフラクトオリゴ糖を摂ることと、糖質制限が課されます。

当たり前のように、ほぼ全員の血糖値へモグロビンA1cは数か月で正常になります。

驚いたことに、認知機能も良くなるのです。軽度認知症の方が、周りが驚くほど改善されました。


私自身も糖質制限を始めていましたが、1年で体重が10kg減少。記憶力が格段によくなり、人の名前が出てこないことはほとんど無くなりました。

ここで、認知症、心筋梗塞、脳梗塞、糖尿病も、炎症が原因の病気だという事実にたどり着いたのです。

アルツハイマー病では、脳の免疫細胞が神経細胞を破壊する炎症が起こります。

心筋梗塞、脳梗塞は、血管や心臓に高血糖などによる炎症が起こることが原因です。糖尿病も肥満などによる全身の炎症反応から起こります。

私は、とうとう、フラクトオリゴ糖と糖質制限の2つの炎症抑制作用で、がん、遺伝病などの遺伝子が原因で起こる病気以外のほとんどの病気を治せるようになったのです。

**花粉症を1秒でも速く治したいという方は、第6章だけ読めば、すぐに鼻のむずむずは解消されます。**

第1章〜5章は、花粉症が増えた背景、花粉症の発症メカニズム、医療における花粉症治療の現状、花粉症を治す食事法について紹介しています。

第7章では、これからの世の中について、私の展望を書きましたので、第6章以外も、ぜひ、お読みください。

また、本書は、専門用語はできるだけ使用しないで書きました。

たとえば、腸内細菌の生態系のことを「腸内フローラ」と書いていますが、正確な表現は「腸内細菌叢」です。腸内細菌叢などという言葉は一般の方は使わないので、あえて腸内フローラとしました。

学術雑誌に掲載された文献の引用はしていません。なぜなら、発表された文献はそれぞれ結果と見解が異なり、情報過多となってしまうからです。

読者のみなさんを混乱させないように、文献の情報を私の考えでまとめております。

# 目次

# 第1章 日本人の4割が花粉症で泣いている 27

# 第2章 酪酸菌が増えれば花粉症は治る 51

# 第3章 なぜ花粉症になる人とならない人がいるのか？ 77

## 第4章 花粉症対策の9割は間違いだった 91

## 第5章 なぜゴボウを食べると治るのか？ 113

## 第6章 フラクトオリゴ糖でうつも治る 143

## 第7章

## 酪酸菌は戦争も防ぐ

第1章

# 日本人の4割が花粉症で泣いている

## 日本人の4割は花粉症！

花粉症、アトピー性皮膚炎は最もよく知られたアレルギー疾患です。花粉症やアトピー性皮膚炎がアレルギーであることを知らない人は、100人のうち一人くらいしかいないでしょう。

ところが、統計的に花粉症や蕁麻疹を含めたアトピー性皮膚炎の患者がどのくらいいるかを調べることは不可能です。なぜなら、軽い花粉症、アトピー性皮膚炎の人は決して病院に行かないからです。

私も40年ほど花粉症で苦しめられましたが、一度も病院には行っていません。

ところが、アレルギー性鼻炎（ほとんどが花粉症）、アトピー性皮膚炎、喘息の割合を、NPO法人日本健康増進支援機構が報告しています（図1）。

いったいどうやって、日本国民全体でこのようなデータを手に入れたか定かではあ

## 図1　アレルギー性鼻炎、アトピー性皮膚炎、喘息の有病率の増加

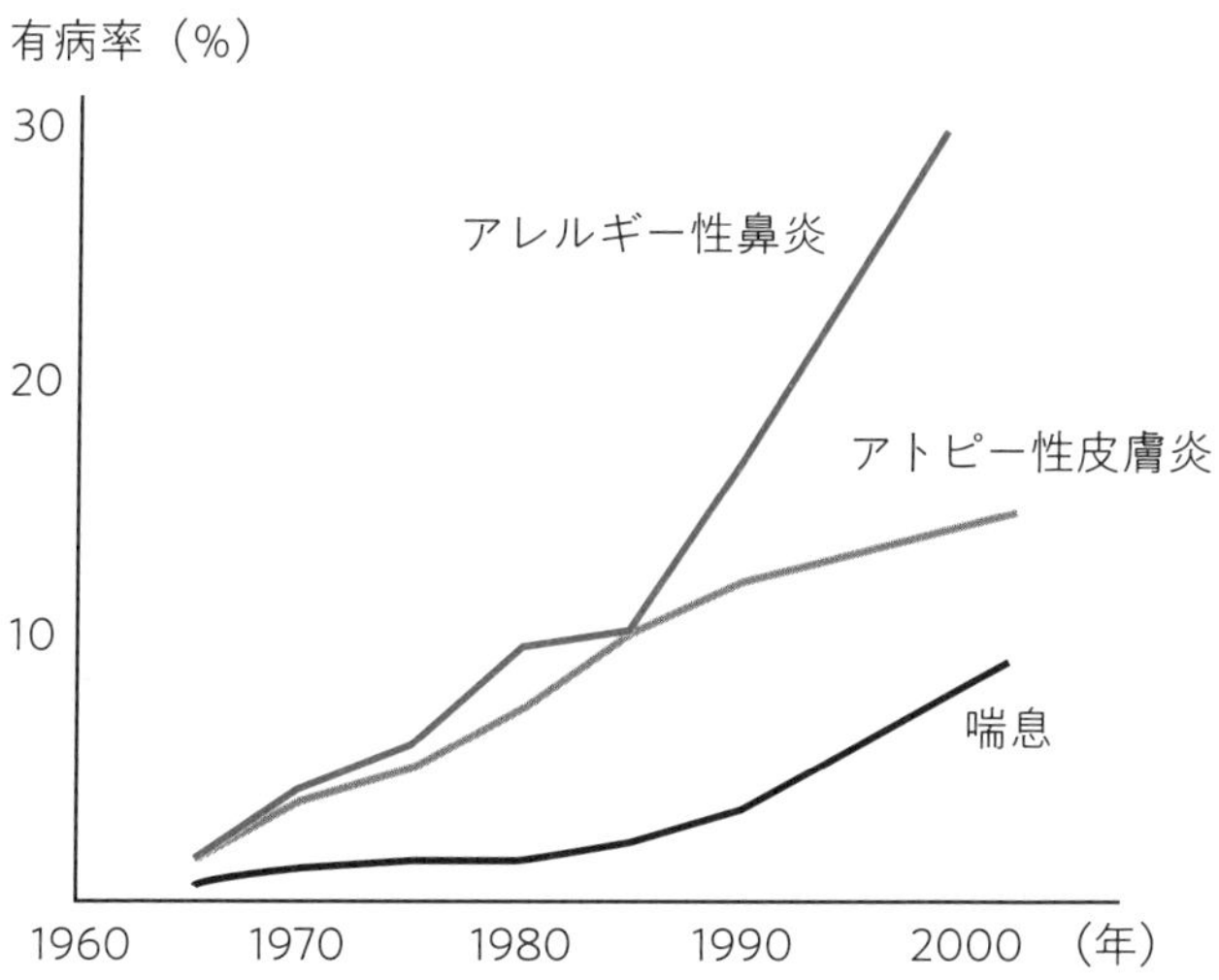


（NPO日本健康増進支援機構の資料より引用）

りませんが、このデータによると20年ほど前に花粉症は日本人の3割という結果でした。現在はおそらく4割程度が花粉症だという調査報告が出ています。アトピー性皮膚炎と喘息も合わせると、**2人に一人はアレルギーを持っている**のです。

日本健康増進支援機構の調査でも1970年代以前は、アレルギーを持つ人はほとんどいませんでした。

## ここ50年間、花粉症は増え続けている

私が経営している喫茶店「カフェ500」にも、多くの花粉症の方が通っています。

そのうち、80歳以上で花粉症の方は一人もいませんでした。

しかし、70代には非常にたくさんの花粉症の方がいます。

この違いは何なのでしょうか？

『あなたの体は9割が細菌』（アランナ・コリン著／河出書房新社）では、「抗生物質の使用がアレルギーの原因となっている」と主張されています。

抗生物質は、1944年、ノルマンディー上陸作戦時に負傷した兵士たちの治療に使われたのが始まりです。

その時には価格が高くて兵士にしか使われませんでしたが、1950年代に入ると安価になり、淋病、結核、肺炎などに大量に使用されるようになりました。

日本でも同じように、1950年代から一般向けに使用されています。

現在、80代の方は1950年代には既に成人になっており、感染症などに罹患しない年齢となっていました。

つまり、現在80代以上の人は、抗生物質を投与されていなかったのです。

**抗生物質が花粉症の原因かどうか断定できませんが、明らかに花粉症の患者は抗生物質が普及したあとに急激に増えました。**

花粉症は大気汚染も原因の一つとも言われていますが、この説には疑問符がつきます。

私は、80代の方が花粉症にならなかった事実を知ってから、**花粉症の根本原因は、抗生物質の使用にある**と確信するようになりました。

## 女性を悩ます自己免疫疾患

関節リウマチなど、自分の免疫が自分の体のいろいろな臓器を攻撃する自己免疫疾患も花粉症と同じように1970年代から急増しています。というより、1970年代以前はほとんどこれらに悩む人はいませんでした。

自己免疫疾患も抗生物質が腸内フローラを攪乱《かくらん》することによって、起こしている疾患です。

自己免疫疾患というと女性に多いという印象を抱く人が多いと思います。すべての自己免疫疾患が女性に多いのではなく、いくつかの疾患が女性に圧倒的に多いのです。

女性に多い自己免疫疾患の**関節リウマチ**は、患者数が60~100万人もいます。関節リウマチは**膠原病**《こうげんびょう》というIII型アレルギー（アレルギーについては後で詳しく説明します）の一つです。

膠原病には全身性エリテマトーデス、シェーグレン症候群などが含まれ、全体では非常に多くの患者がいる自己免疫疾患です。

関節リウマチは自分の臓器を攻撃する抗体が関節を攻撃します。

全身性エリテマトーデスは関節、皮膚、腎臓、肺、中枢神経などさまざまな臓器を攻撃します。膠原病というと皮膚に蝶のような赤い紅斑《こうはん》ができると教わりますが、これが全身性エリテマトーデスの皮膚への攻撃です。

シェーグレン症候群は自己抗体が唾液腺と涙腺を攻撃します。目が乾き、口が乾く症状を来たします。膠原病は理由は分かりませんが、なぜか、女性に圧倒的に多い病気なのです。

女性は、関節リウマチでは男性の4倍、全身性エリテマトーデスでは9倍、シェーグレン症候群ではじつに17倍も多く発症します。

全身性エリテマトーデスの推定患者数は6〜7万人、シェーグレン症候群は10〜30万人もいます。

関節リウマチも含めた膠原病患者は、自己免疫疾患のなかで圧倒的に多いのです。

膠原病には3つの代表的疾患以外にも多くの病態が含まれます。

膠原病は全身に存在するコラーゲンを攻撃する疾患で、攻撃する場所が人によって少しずつ異なり、また、少しずつ重なったりしています。

たとえば、関節リウマチの人がシェーグレン症候群でもあるなどです。

自己免疫疾患では、神経細胞を囲む髄鞘《ずいしょう》という部分を攻撃する**多発性硬化症**も女性に多い（3～4倍多い）疾患です。

患者数は約2万人で、1970年代から急激に増加しています。

50歳以上の人に発症する**パーキンソン病**の発症メカニズムはよくわかっていません。自己免疫疾患あるいは腸内フローラが原因となって起こる病気と考えられています。

リン酸化α－シヌクレインというタンパク質が中脳黒質のドーパミン神経細胞に蓄積してドーパミンが不足することによって起こります。

このαシヌクレインは腸の神経から迷走神経を伝わって脳に到達するという仮説が

図2　自己免疫疾患の増加

（特定疾患治療研究事業疾患別受給者件数の推移）

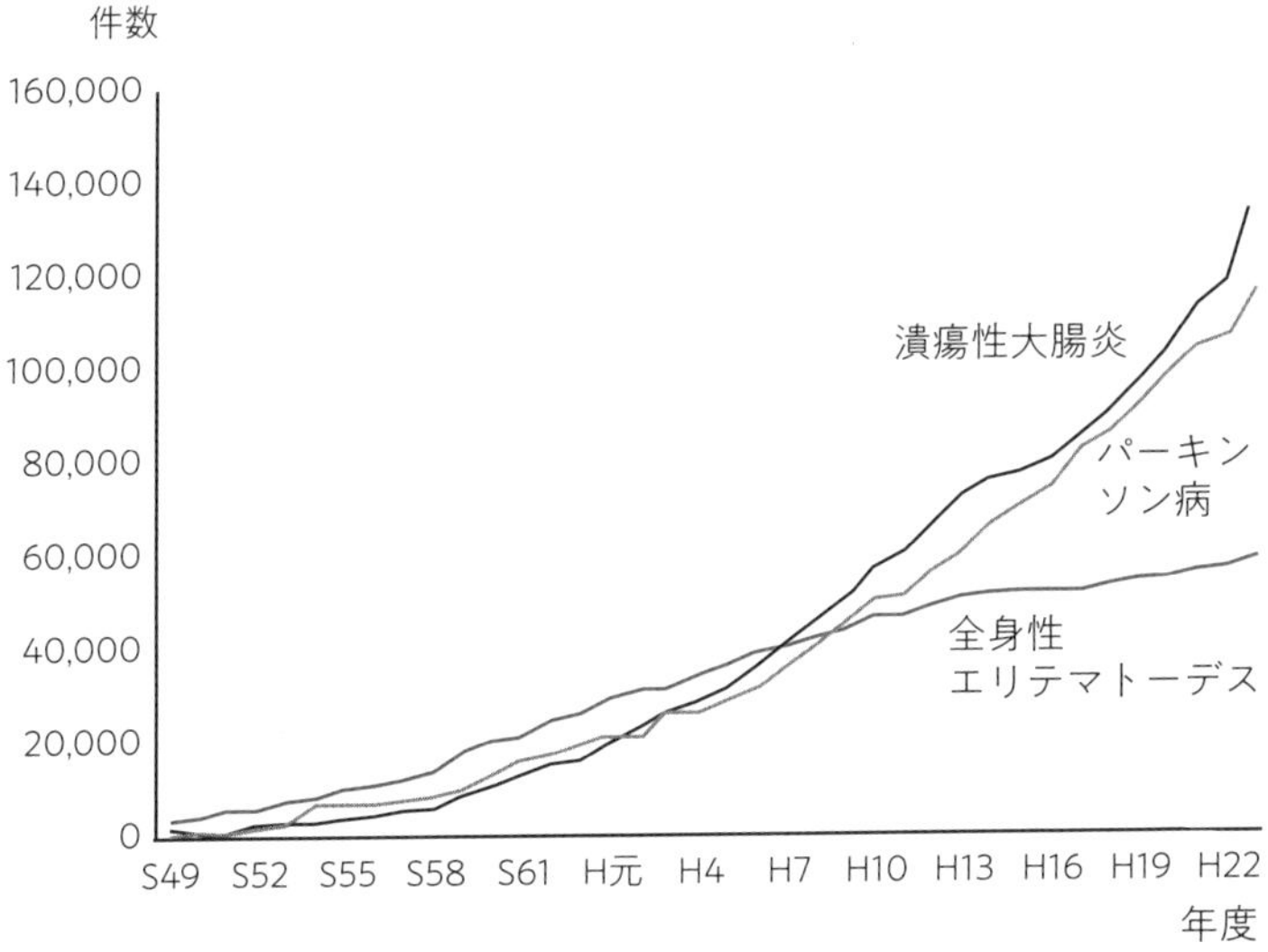


（厚生労働省ホームページより引用）

有力となっています。

パーキンソン病は女性が1・5倍多い疾患です。患者数は推定15〜20万人で1970年代から急増しています。

## 精神疾患患者は400万人を超えている

精神疾患も急激に増えています。

患者数は毎年約30万人ずつ増え、400万人を超えています。

厚生労働省の統計では、うつ病・躁《そう》うつ病などの気分障害、神経症性障害・ストレス関連障害、精神作用物質使用による精神及び行動の障害、アルツハイマー病が増えています。

これらの疾患は、すべて1970年代以降に増加しています。

## 図3　精神疾患の増加

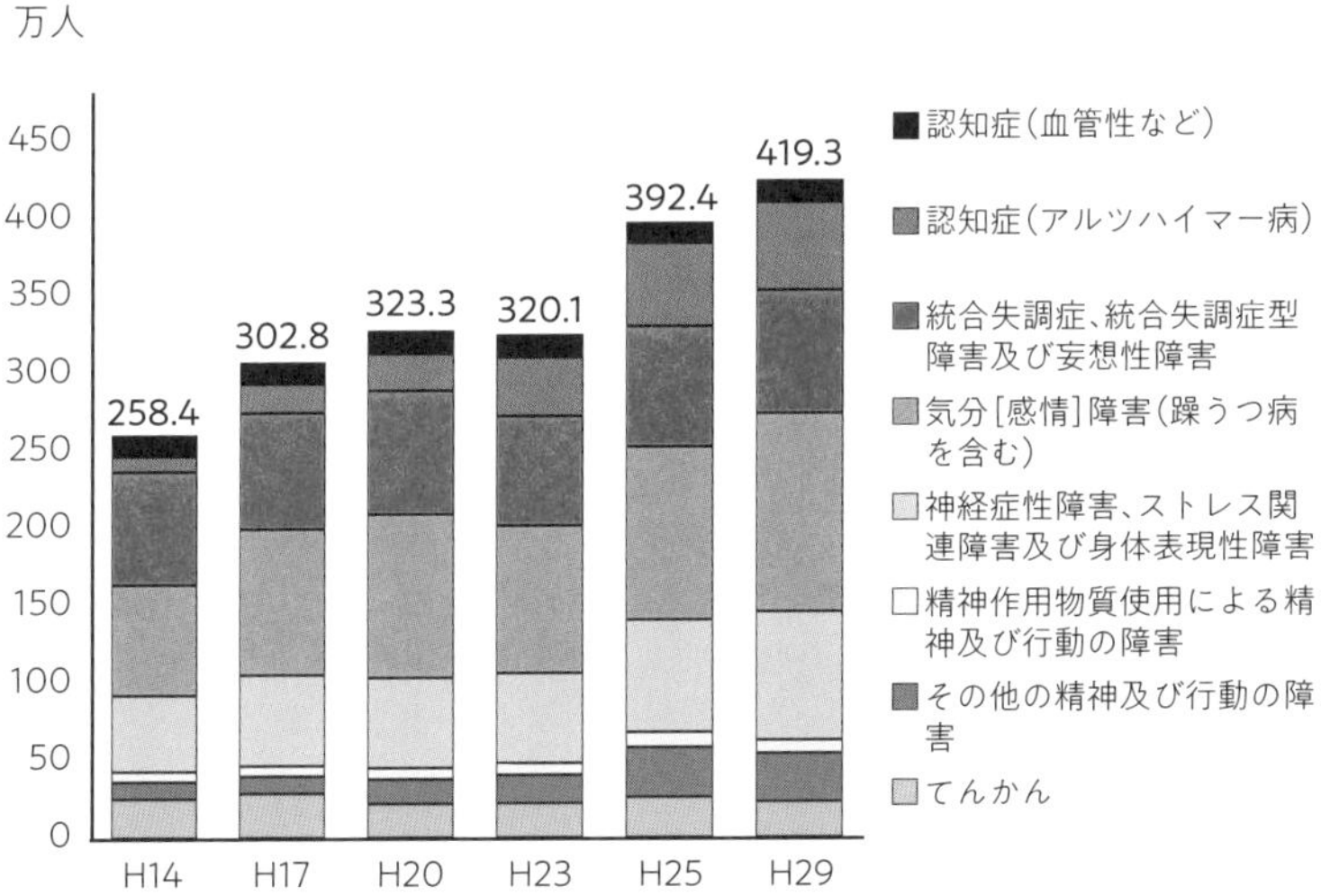


※H23年の調査では宮城県の一部と福島県を除いている

（厚生労働省ホームページより引用）

人の気分や情動は腸内フローラが支配していることが明らかとなってきています。腸内フローラが気分や情動にどのように作用しているか詳細は第2章で説明しますが、簡単に言うと、脳に炎症が起こると気分が悪くなり、消極的になるのです。

**脳に炎症を起こすのは、ストレスや病気です。**ストレスがあると落ち込むことはわかると思いますが、インフルエンザや風邪で熱が出れば心は落ち込みます。熱が出た時に、気分が〝るんるん〟な人はいません。

脳の炎症を抑えるのが良好な腸内フローラです。

腸内フローラを破壊する抗生物質が、精神疾患の原因になっています。

## 社会的な問題になっている発達障害

文部科学省は「通級による指導を受けている児童生徒数の推移」というデータを報告しています。通級とは、なんらかの障害のある子どもが普通の学級に在籍して、個

図４　通級による指導を受けている児童生徒数の推移
（障害種別／公立小・中学校合計）

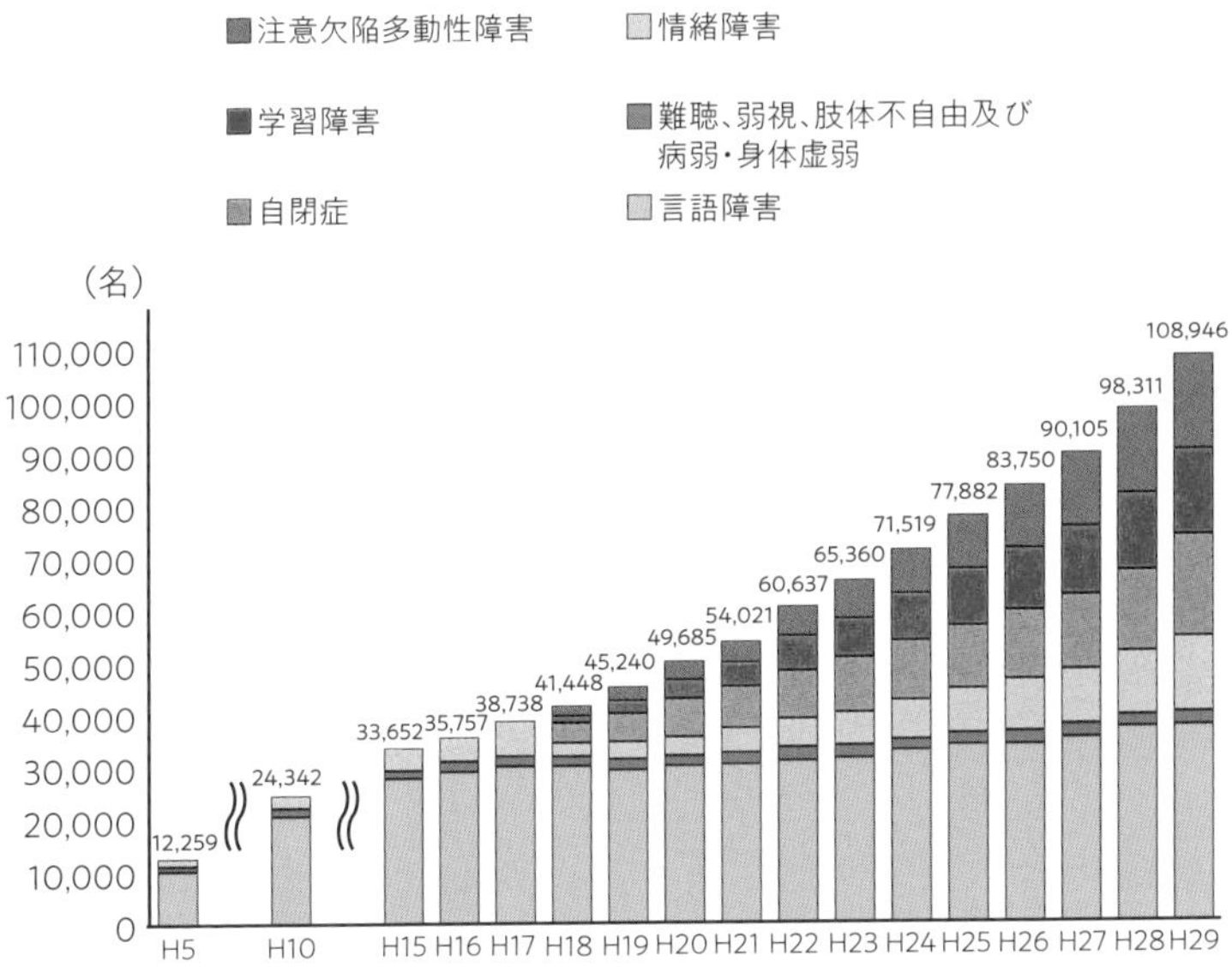


（文部科学省ホームページより引用）

別に特別支援教育を受けることです。

この統計から、注意欠陥多動性障害、学習障害、自閉症、情緒障害の子どもが急激に増えていることがわかります。これらは発達障害と呼ばれています。

図4を見ると、平成5年にはこれらの障害のある子どもはほとんどいなかったことがわかります。

多くの論文、書籍で、腸内フローラが幼児の脳の発達に大きく影響することが報告されています。

また、子どもに限らず、大人でも腸内フローラは〝やる気〟〝気分〟〝感情〟〝行動性〟〝精神の安定性〟を支配していることも認められつつあります。

それでは、人の脳の発達と情動に関係する疾患はなぜ増えたのでしょうか。

答えは簡単です。**腸内フローラが悪くなったから**です。

そして、**腸内フローラを悪くする最強の薬物が抗生物質**なのです。

脳の発達障害と情動障害は抗生物質の使用が始まった1950年代から増え、特に1970年代から急増しています。

抗生物質が脳の発達などに影響していることを詳しく知りたい方は、『失われてゆく、我々の内なる細菌』（マーティン・J・ブレイザー著、山本太郎訳／みすず書房）をお読みください。

## じつは花粉症とうつ病は同じ病気

「花粉症とうつ病が同じ病気である」というと、「え!? そんなことないだろう」と思う人が多いと思います。

ところが、**花粉症もうつ病も免疫細胞が起こす炎症が原因となっています。**

花粉症では、炎症が鼻、目、喉、皮膚などに起こり、うつ病では、炎症は脳に起こります。

「花粉症では花粉というアレルギーの原因となるアレルゲンが目や鼻に侵入するから起こるのに、うつ病ではアレルゲンがないではないか」という人もいると思いますが、炎症はアレルゲンだけで起こるものではありません。

**炎症とは、体の中で免疫が活発化すること**で、そのタイプはさまざまです。

うつ病の炎症は、ストレスが加えられ脳の中にダメージ関連分子パターン（ＤＡＭＰｓ）という物質が作られ、これが炎症を起こします。

炎症が続くと脳の免疫細胞が神経細胞のシナプスを破壊し、セロトニンなどの精神を安定化するホルモンが減少します。

ここで、脳内の細胞を紹介しましょう（図５）。

神経細胞は脳の機能の主役ですが、脳全体では１０００～２０００億個しかありません。その他の細胞はグリア細胞と呼ばれ、神経細胞の10倍も存在します。

グリア細胞には機能の違うアストロサイト、オリゴデンドロサイト、ミクログリアの３種類があります。

アストロサイトの数が最も多く、脳全体を埋め尽くすように存在します。アストロサイトは脳全体に栄養を供給し、不要なゴミを除去する働きをしているのです。

オリゴデンドロサイトは神経細胞のシナプスを囲む髄鞘《ずいしょう》を形成します。

図5　脳細胞の種類

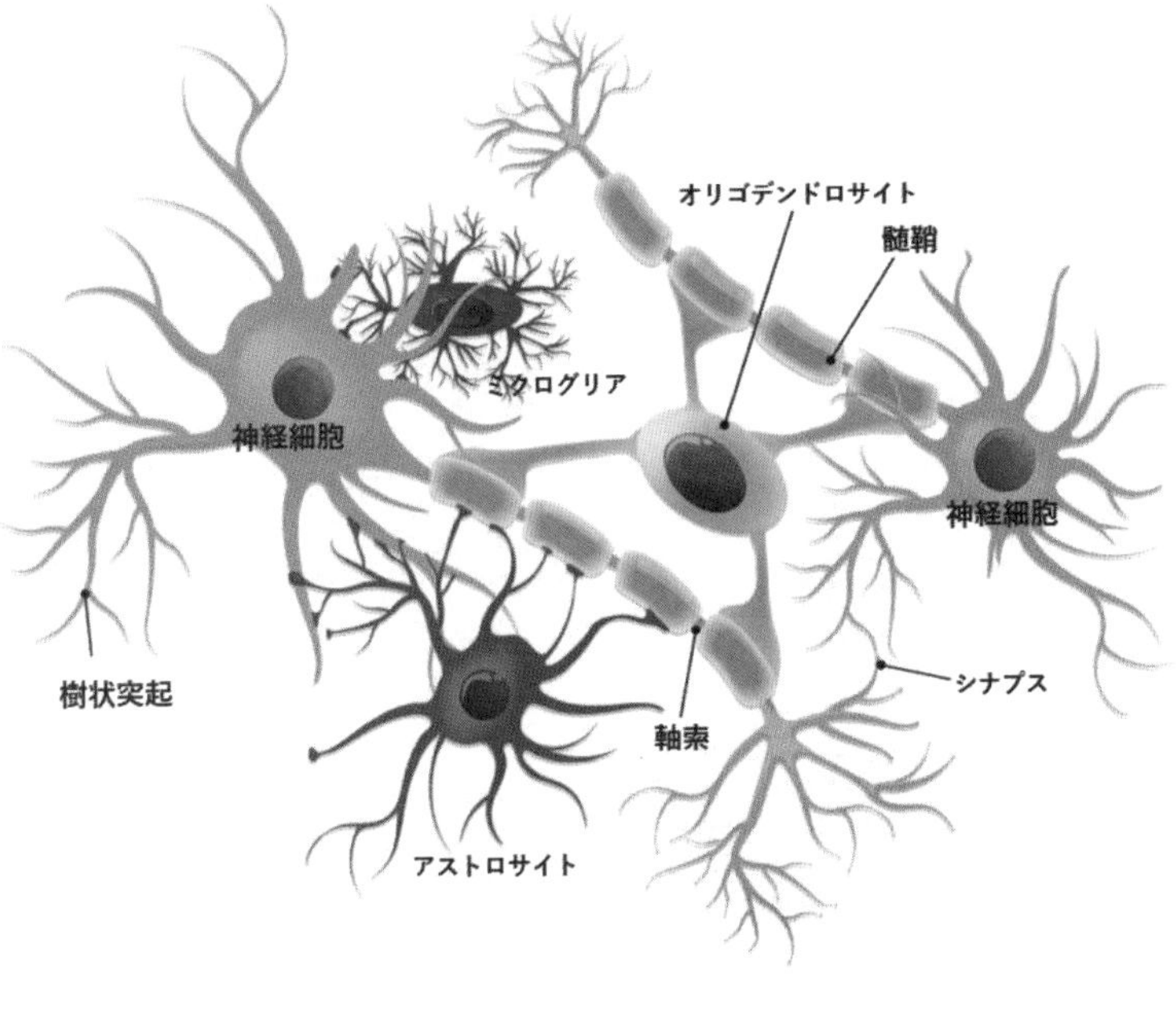

ミクログリアは免疫担当です。神経細胞を破壊するのが仕事ですが、じつは胎児から幼児の時の脳全体の形と配置を決めるのもミクログリアです。つまり、ミクログリアは脳の発達の司令塔なのです。

脳の機能として重要な〝記憶〟は、シナプスが伸び神経細胞間が網の目のようにつながって作られます。

ミクログリアは夜間にこれらのシナプスのつながりを適度に切り、これによって記憶を固定させます。ミクログリアは記憶の形成に関わっているのです。

腸内フローラが悪くなると脳に炎症が起こり、脳内には炎症性サイトカインであるIL-1、IL-6、TNFαが増加して、このサイトカインによってミクログリアが神経細胞を攻撃します。

サイトカインはさまざまな細胞が連携をとるための情報伝達物質です。

炎症性サイトカインは他の細胞に「炎症を起こせ」という指令を出しています。

いずれにせよ、花粉症とうつ病は炎症によって起こる病気です。

じつは、良好な腸内フローラはこれらのさまざまな炎症を強力に抑えています。

## アルツハイマー病も花粉症と同じ病気だった

アルツハイマー病の増加は高齢者の増加が原因と考える人が多いかもしれません。

そして、アルツハイマー病ではアミロイドβというゴミが脳に蓄積するということは、多くの方が知っているでしょう。ゴミは高齢になれば蓄積するのは当たり前ですが、じつは、アミロイドβが溜まったことと脳細胞が死滅することはまったく違うのです。

多くの製薬企業が、蓄積したアミロイドβを減らしたり、蓄積させないような薬剤を探索してきました。ところが、アミロイドβを減らしたり、蓄積させないようにしても認知機能の低下を防げないことがわかってきたのです。

その結果、ほとんどの巨大製薬企業は、2019年までにアルツハイマー病治療薬の開発を諦めました。

最終的に認知機能を低下させるのは、脳に存在する免疫細胞（ミクログリア）が神経細胞を破壊することが原因だったのです。

免疫の暴走をコントロールするのは腸内フローラです。腸内フローラが悪くなれば免疫は暴走します。その腸内フローラを悪くする主犯は抗生物質なのです。

アルツハイマー病も抗生物質が増やしている病気なのかもしれません。

## 驚愕の事実！「人は体の炎症を抑える仕組みを持っていない」

「すべての病気は炎症を起こし、炎症が病気を発生させる」とお伝えしてきました。おそらく、「体には炎症を抑える仕組みがあるのだろう」と考える人が多いでしょう。

ところが、**人は炎症を抑える仕組みを持っていません。**

それどころか、すべての哺乳類が持っていないのです。


繰り返しになりますが、炎症は良好な腸内フローラが抑えます。

腸内細菌は体内ではなく、体外に生息しています。

ですから、人は炎症を抑えることができないのです。

**人の外にある良好な腸内フローラを壊せば炎症が抑えられなくなります。**


人は、普通分娩では肛門の周りに存在する腸内細菌を母親からもらいます。膣に生息する乳酸菌ももらいます。

母乳にはオリゴ糖類が数％入っていて、これがビフィズス菌だけを増殖せます。ビフィズス菌は大腸に酢酸と乳酸を充満させ、大腸を酸性にすることによって、大腸菌などの有害細菌の侵入を防ぎます。

やがて、離乳すると、大腸では野菜に含まれるオリゴ糖や多糖類をエサにして酪酸菌が優占してきます。

酪酸菌が作る酪酸は大腸細胞のエネルギー源となり、免疫系を発達させて不要な炎症を抑えるようになります。

じつは、すべての哺乳類はこのような仕組みで炎症を抑えているのです。

## 抗生物質は良薬か悪者か

私は、抗生物質は「悪い物質」だと言ってきましたが、すべてがそうではありません。抗生物質は肺炎、敗血症、結核、性感染症などの病気の治療に不可欠。幼児の死亡率を大きく低下させ、人の寿命を延ばした良薬です。

図6は1903年〜1978年までの死因別の死亡率（人口10万人あたりの死亡人数）の変遷を示しています。

抗生物質が一般的に使用され始めたのは、1950年代です。これより以前には、肺炎・気管支炎、胃腸炎、結核、腎炎・ネフローゼで死亡する人が多かったのですが、

# 図6　日本の抗生物質使用開始前後の各疾病の死亡率の変化

（人口10万人当たりの死亡人数）

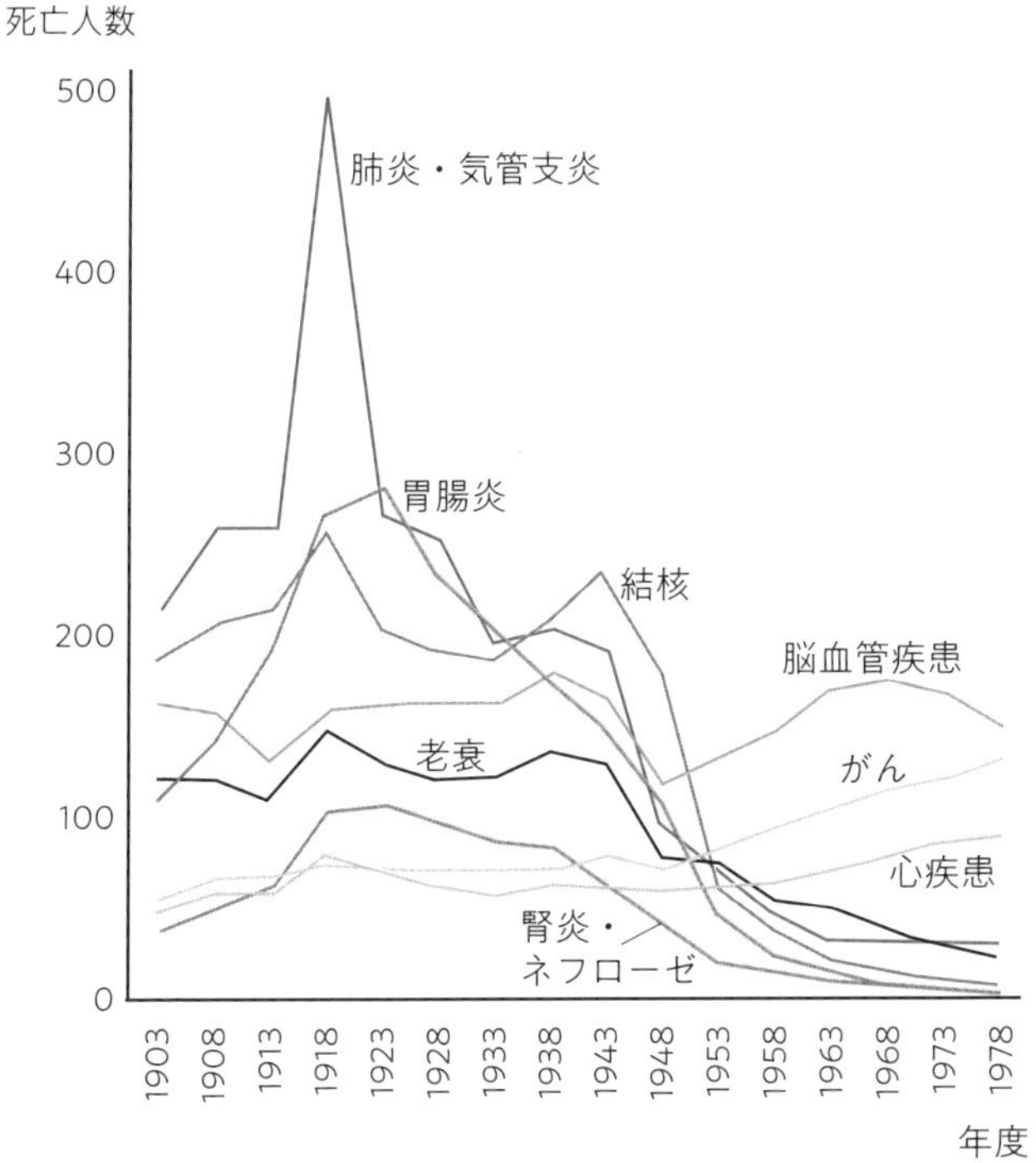


（厚生労働省人口動態統計より作成）

これらは細菌感染症です。胃腸炎は腸チフス、コレラなどで、胃が荒れたことではありません。

1950年以前は、細菌感染症が子どもの命を奪っていたのです。

この経緯を知ると、抗生物質は間違いなく「良薬」です。

ところが近年、抗生物質に対する耐性を持った日和見感染菌を生んでいます。日和見感染菌は健康な人には病気を起こさず、病気で免疫力が低下した人に感染する細菌です。

病院内ではこの日和見感染菌が抗生物質の効かない耐性菌となっています。薬剤耐性の日和見感染菌は多くの人の命を奪っており、人類の脅威になっています。

厚生労働省は薬剤耐性菌の出現を減らすため、抗生物質の使用を減らす努力をしています（薬剤耐性〈AMR〉対策アクションプラン）。

この問題とは別に、私が説明してきたように、抗生物質の使用はアレルギーと自己免疫疾患を増加させています。

抗生物質の歴史にはこのような〝光〟と〝影〟があるのです。

# 第2章

# 酪酸菌《らくさん》が増えれば花粉症は治る

## 炎症はすべての病気の原因

第1章でお伝えしたように、すべての病気は炎症を起こし、逆に、炎症が起こると病気になります。

がんも炎症を起こしますので、炎症が起きると出てくる物質、炎症性サイトカインの血中濃度が上がります。

みなさんが忌み嫌う、シミとシワのでき方で、炎症というものをわかりやすく説明していきましょう。

図7は最も一般的な炎症反応を示しています。出演しているのはサイトカインだけです。

皮膚の紫外線による炎症は、紫外線が皮膚の表皮や真皮に照射されると活性酸素が発生することで起こります。活性酸素が発生すると、皮膚の細胞はＴＮＦ$\alpha$などの炎

図７　皮膚の紫外線による炎症

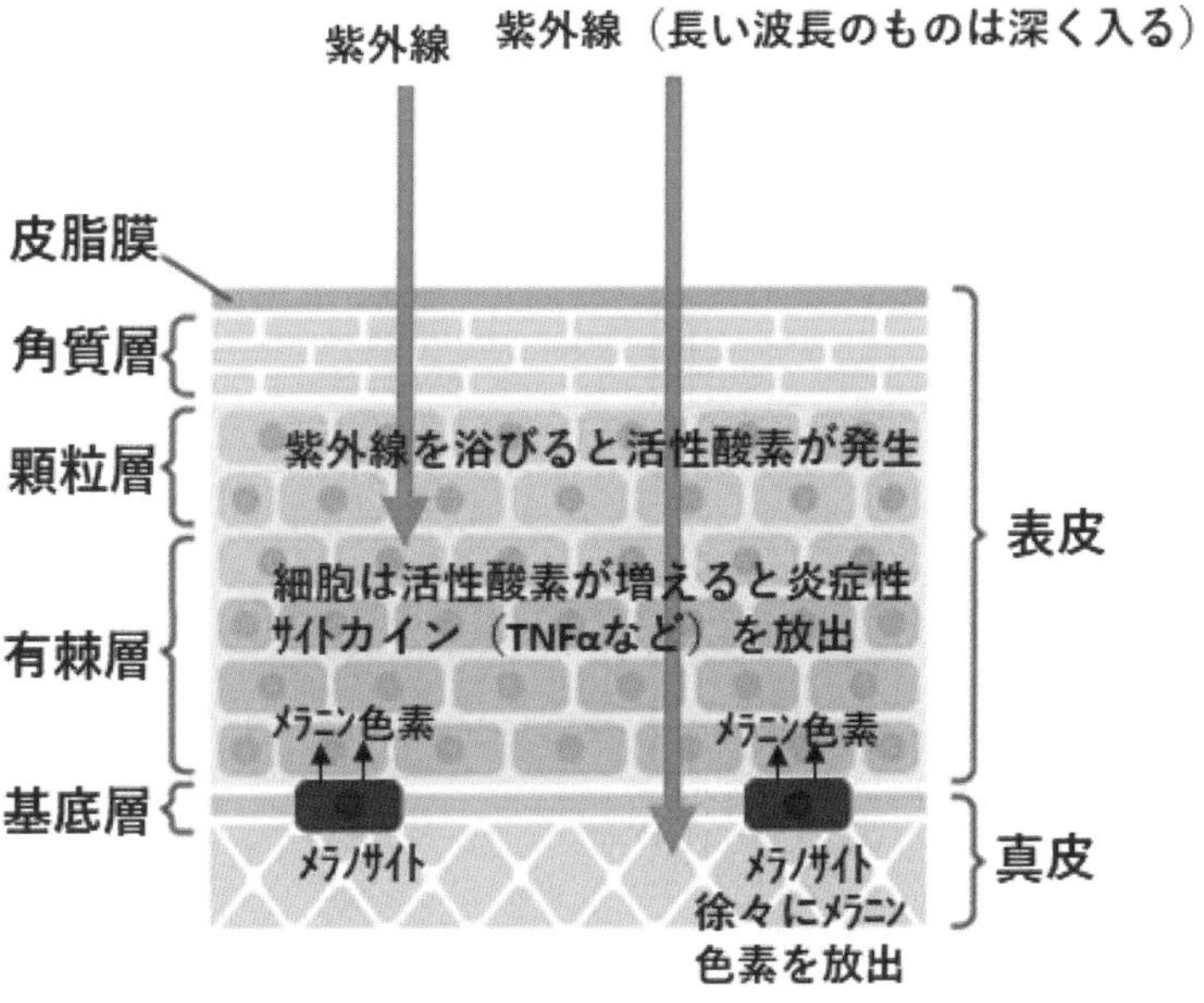

症性サイトカインを放出します。

これが皮膚の炎症で、結果として、皮膚は赤く腫れます。一部の細胞は死んだり、メラノサイトという細胞からメラニン（黒色色素）が放出されます。

やがて、炎症が起こった皮膚には、シミやシワができるのです。


ところが、大腸の酪酸菌を増やし炎症を抑えれば、皮膚のシミやシワはできないようになります。また、皮膚は赤く腫れることなく、ゆっくり黒く日焼けしていきます。大腸の酪酸菌を増やして全身の炎症を抑えれば、日焼け止めクリームを塗る必要はありません。

また、大腸の酪酸菌が増えると肌がつるつるになり、水を撥くようになります。血流もよくなり手足の冷え症も改善されます。

そうなれば、高いお金を使っている、洗顔料、化粧水、美容液、乳液、クリームなどの基礎化粧品を使う必要がなくなります。美しく見せるためのメイクアップ化粧品を買えばよいだけになります。

## 免疫について理解すれば炎症は抑えられる

ここで、免疫系について説明しましょう。

免疫に関わる細胞は膨大な種類があります。ここでは、その機能が比較的よくわかっているものだけについて説明します。

図８で示されているように、免疫系の細胞はすべて骨髄で造血幹細胞から作られます。図にある赤血球と血小板は免疫系の細胞ではありませんが、起源は同じです。

骨髄では単球、顆粒球、リンパ球が作られ、単球は脾臓に蓄積され、マクロファージや樹状細胞などになります。

リンパ球は胸腺に入ったものは、Ｔリンパ球となり、Ｂリンパ球とともに脾臓に蓄えられ、リンパ組織に移動します。

分化したＴリンパ球とＢリンパ球はリンパ管、血流、組織を巡回します。この間、さまざまなサイトカインに曝されるとTh１、Th２、形質細胞、メモリーＢ細胞などに分化します。

Tリンパ球もBリンパ球も外敵やがんなどの異常細胞の作る抗原につくタンパク質を作ります。

この抗原につくタンパク質は、一つ一つのリンパ球で異なるように無数の種類のリンパ球が作られます。抗原である外敵や毒性物質は多種多様ですので、これにつくタンパク質も多様でなければ外敵や毒性物質の抗原を抑え込むことができません。

抗原につくタンパク質はTリンパ球では抗原認識受容体と呼ばれ、Bリンパ球では抗体と呼ばれています。

Tリンパ球は免疫系全体の司令塔となるもので、何を攻撃するかを決める細胞です。ですから、Tリンパ球は決して自分の細胞を攻撃しないように、胸腺の中で厳しい審査を受けるのです。自分の細胞を攻撃するTリンパ球は破壊されます。

リンパ管、血流、組織を巡回するリンパ球は、やがて、さらに分化して外敵や異常細胞を見つけて攻撃します。

血流を流れる顆粒球は、好中球、好酸球、好塩基球の3種類ありますが、大部分が好中球です。好中球は細菌が侵入した時に貪食し、緑色の膿になります。好中球は肝

図８　免疫細胞の種類

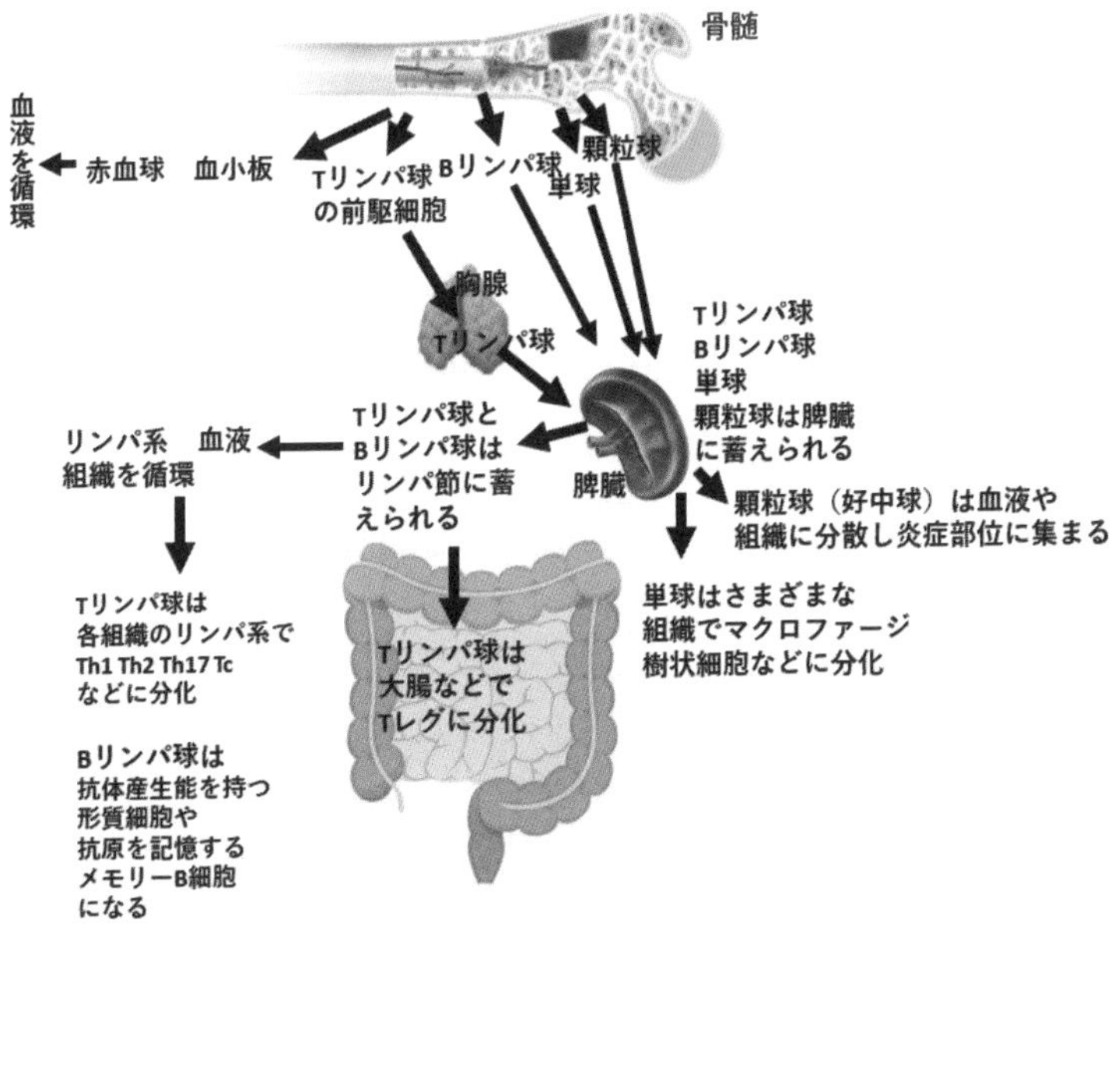
骨髄
血液を循環
赤血球　血小板
Tリンパ球の前駆細胞
Bリンパ球
単球
顆粒球
胸腺
Tリンパ球
Tリンパ球
Bリンパ球
単球
顆粒球は脾臓に蓄えられる
Tリンパ球とBリンパ球はリンパ節に蓄えられる
リンパ系　血液
組織を循環
脾臓
顆粒球（好中球）は血液や組織に分散し炎症部位に集まる
Tリンパ球は各組織のリンパ系でTh1 Th2 Th17 Tcなどに分化
Tリンパ球は大腸などでTレグに分化
単球はさまざまな組織でマクロファージ樹状細胞などに分化
Bリンパ球は抗体産生能を持つ形質細胞や抗原を記憶するメモリーB細胞になる

臓や脾臓に蓄えられ、細菌が侵入した時に患部に移動します。

リンパ球が抗原を攻撃するようになるには、数日かかります。

好中球とマクロファージはリンパ球が攻撃する前に、抗原を貪食することによって攻撃します。

## 蜂に刺されて腫れていたら狩りはできない

前項ではTリンパ球のことを説明しましたが、体中を巡回するTリンパ球は大腸でTレグ細胞（制御性T細胞）に分化します。この分化は酪酸菌が作る酪酸が関与していることが知られています（図9）。

Tレグ細胞は炎症抑制を行う細胞ですが、どのように抑えるか、まだよくわかっていません。

しかし、何が、どのように炎症を抑えるかはそれほど重要なことではありません。

図９　酪酸によるＴレグ細胞の分化

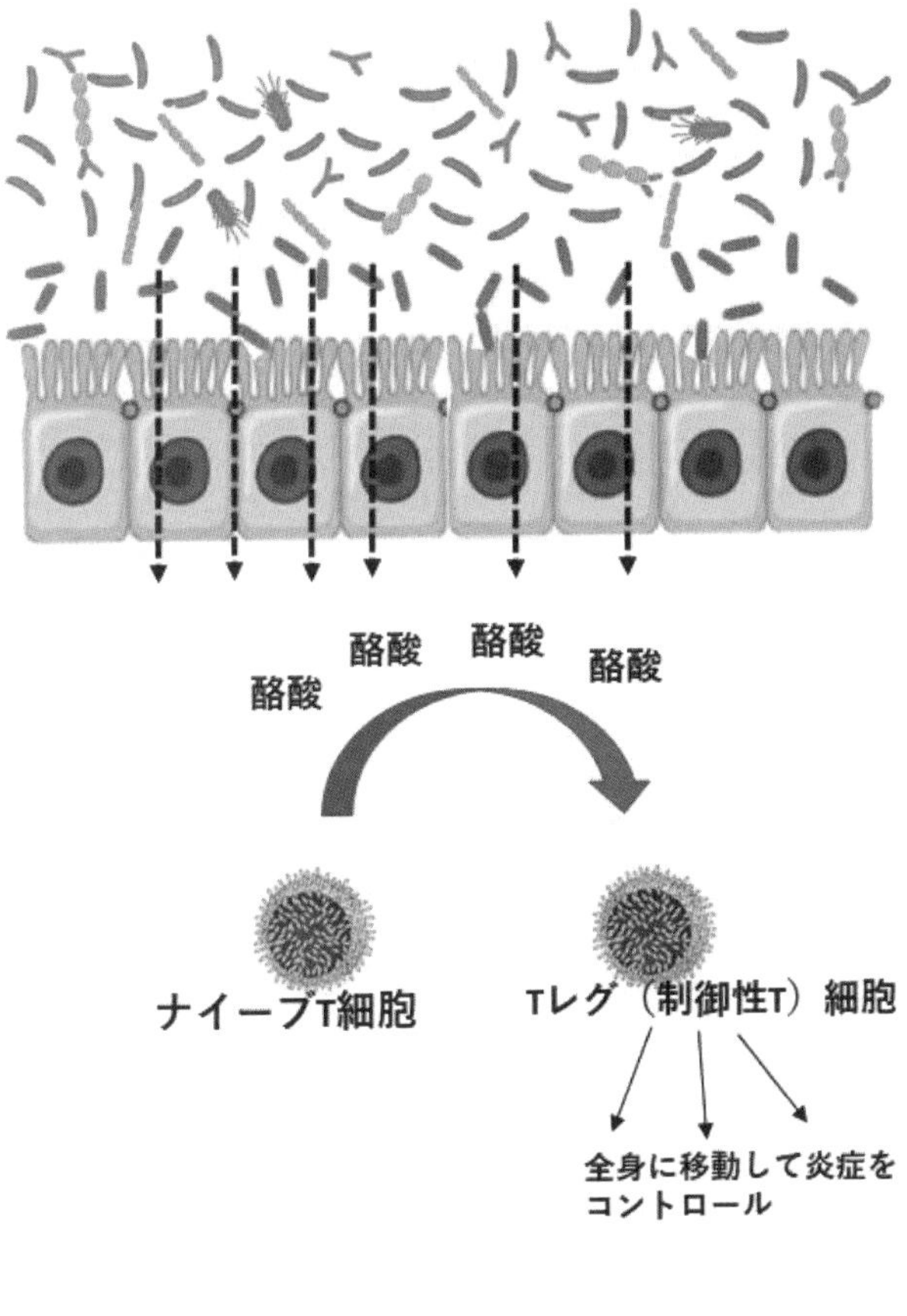

何を食べると腸内細菌が炎症を抑えてくれるかを、知ればよいだけなのです。

私はフラクトオリゴ糖を摂るとあらゆる炎症が抑えられることを発見しましたが、野菜に含まれるフラクトオリゴ糖は、じつは、新石器時代（新石器時代は農耕が始まった時代で日本では縄文時代）以前の人は多量に摂っていたと考えられます。

新石器時代以前には米、麦、蕎麦、芋、砂糖など糖質を大量に含む食品はありませんでした。

これらの糖質食品の代わりに根菜類、野草、木の実、小動物、魚介類を大量に食べていたのです。

蜂に刺されると肌が赤く大きく腫れますよね？　旧石器時代は狩猟採集をしていますので、蜂に刺され放題です。蜂に刺されて痛がっていたら狩りは続けられません。

フラクトオリゴ糖を大量に摂っていると、蜂に刺されても、蚊に刺されても腫れません。

ですから、旧石器時代の人々は楽々と狩りが続けられていたのです。

# 花粉症の正体は免疫の暴走だった

すべての病気は炎症を起こしますが、炎症に登場する免疫細胞はさまざまです。花粉症の炎症は、Ⅰ型アレルギーというものです（図10）。

人の皮膚や粘膜に存在するマスト細胞は、花粉を認識すると、大量のヒスタミンを放出。ヒスタミンは鼻では鼻水を出させ、目では痒みを生じます。

花粉症の人は常に花粉に対するIgE抗体を提示するマスト細胞を粘膜に持っていますので、花粉がつくとすぐにヒスタミンが出て、くしゃみをして鼻水を垂らします。

Ⅰ型アレルギーはすぐに反応するため、即時型アレルギーと呼ばれています。

子どもが蕎麦を食べるとアナフィラキシーショックを起こし、スズメバチに一度刺された人がもう一度刺されるとアナフィラキシーショックを起こすのも、Ⅰ型アレルギーです。

図10　I型アレルギー

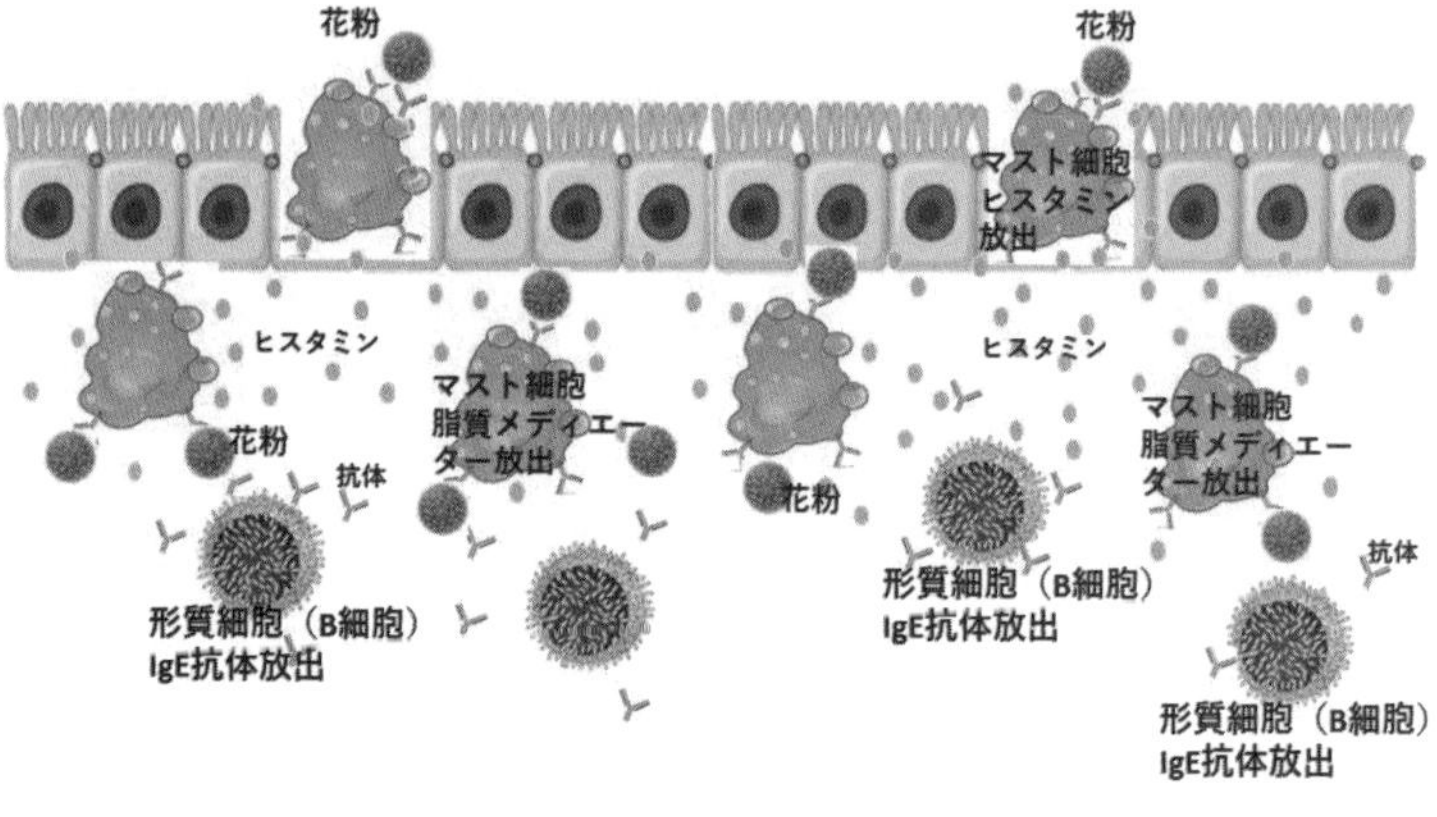


I型アレルギーではIgE抗原を提示しているマスト細胞がヒスタミン、ロイコトリエンなどを放出します

## 関節リウマチなどを起こすその他のアレルギー

アレルギー反応は、大きく4種類あります（図11）。

「すべての病気は炎症を起こす」と言ってきましたが、アレルギー反応は獲得免疫が関わっている炎症反応の一つなので、誤解しないようにしてください。

免疫反応は侵入した外部の生き物や物質を攻撃するシステムですが、生まれた時に持っている免疫反応は自然免疫と呼ばれています。

自然免疫の担当者はマクロファージ、樹状細胞、好中球などの貪食細胞とナチュラルキラー細胞（NK細胞）です。

獲得免疫は生まれた時には侵入者に対する攻撃態勢が用意されておらず、侵入者に応じて作られて記憶される免疫です。

獲得免疫の担当者はBリンパ球とTリンパ球です。

マクロファージ、樹状細胞、好中球は獲得免疫にも関わっています。

図 11　アレルギーおよび腸が関与する疾患の種類と特徴

| 種類 | 特徴 | 代表的な病気 |
|---|---|---|
| I 型アレルギー | 原因物質がマスト細胞の IgE 抗体につくと数秒で発症する | 花粉症、気管支喘息、アレルギー性鼻炎、食物アレルギー、蕁麻疹、アトピー性皮膚炎、アナフィラキシー反応 |
| II 型アレルギー | 自分の細胞成分（抗原）や侵入した物質（抗原）に対する抗体ができ、これに補体が結合して抗原を攻撃 | 自己免疫疾患（橋本病、重症筋無力症、血小板減少性紫斑病） |
| III 型アレルギー | 自分の細胞成分（抗原）や侵入した物質（抗原）に対する抗体ができ、抗原、抗体、補体がくっついた免疫複合体が組織に沈着して障害を起こす | 多くの自己免疫疾患（関節リウマチ、全身性エリテマトーデス、ループス腎炎、シェーグレン症候群、糸球体腎炎、全身性硬化症、間質性肺炎など） |
| IV 型アレルギー | 自分の細抱に外来の物質が侵入して細胞障害性 T 細胞（Tc 細胞）や活性化マクロファージが攻撃 | 接触性皮膚炎、ギランバレー症候群、臓器移植後拒否反応 |
| その他原因不明の疾患 | 免疫または腸が関与しているが詳細は不明 | クローン病、潰瘍性大腸炎、パーキンソン病、アルツハイマー病 |

I型以外のアレルギーは、さまざまな自己免疫疾患を起こす炎症です。

第1章で自己免疫疾患は1970年代以降に急増していることを書きましたが、ここでは、アレルギー4種類の違いを理解してください。

「II型アレルギーは自分の細胞成分や侵入した物質に対する抗体ができ、これに補体（抗体の攻撃を強めるタンパク質群）がくっついて抗原を攻撃する」と憶えてください。

「III型アレルギーは自分の細胞成分や侵入した物質に対する抗体ができ、抗原、抗体、補体がくっついた免疫複合体が組織に沈着して障害を起こす」と憶えてください。

「IV型アレルギーは自分の細胞に外来の物質が侵入して細胞障害性T細胞（Tc細胞）や活性化マクロファージが攻撃する」と憶えてください。

II型とIII型はさまざまな自己免疫疾患、しかも重篤な疾患を起こします。これらの病気の治療法を開発すれば国内の数百万人の患者を救うことができます。

ここで思い出してください。

I型アレルギーは比較的軽症な疾患ばかりですが、これに苦しむ国民は推定6000万人と言われています。I型はII型、III型アレルギーよりけた違いに多く、私たちの生活の質を著しく下げています。

I型アレルギーは欧米の先進国でも罹患率が非常に高く、大変問題となっているのです。

## 酪酸菌が増えれば花粉症は1日で治る

**大腸で酪酸菌が増えていると、I型アレルギーをほぼ抑えることができます。**

酪酸の増加がI型アレルギーを抑えるメカニズムはよくわかっていませんが、私はTレグ細胞の増加が関係している可能性が高いと考えています。Tレグ細胞は、免疫の暴走を抑える作用があるという報告もあります。

IPEX症候群という遺伝病がありますが、この病気の人はTレグ細胞を作れません。

ＩＰＥＸ症候群は非常に稀な遺伝病です。なぜなら、幼児期に重篤な自己免疫疾患やアレルギーになって死んでしまうからです。

幼児期に亡くなってしまうと、子孫が残りません。ですから、ＩＰＥＸ症候群の欠損遺伝子はどんどん減少していきますので、非常に稀な遺伝病なのです。

ＩＰＥＸ症候群の人が幼少期にさまざまな重篤な自己免疫疾患やアレルギーになるということから、Ｔレグ細胞の欠損がこれらの病気を起こすことはほぼ間違いありません。

## 酪酸菌という守り神を増やすには？

人が分解・吸収できない食物繊維は、大腸でほとんどが分解され、不溶性の食物繊維である木の繊維であるセルロースも、ほとんどが大腸で分解されます。

ほとんどの食物繊維は大腸で分解され、作られた物質は大腸で吸収されるのです。

実験動物として使用されているハツカネズミはマウスと呼ばれていますが、マウスを用いた実験では、面白いことがわかっています。

マウスの子どもを帝王切開で出産させて、注意して細菌に触れさせないように育てると、腸の中に細菌のいない〝無菌マウス〟というものができます。

無菌マウスを、無菌のまま育てたマウスと親マウスの便を食べさせたマウスで成長を比較すると、便を食べたマウスの体重のほうがはるかに重くなります。

これは、腸内細菌が無菌マウスでは分解できない物質を分解・吸収させたことが原因です。

また、人の話に戻ります。

大腸で多糖やオリゴ糖（糖が3～10個くらいつながった多糖）が分解されると、脂肪酸が生成されます。酢酸、酪酸、プロピオン酸、乳酸などです。

これらの脂肪酸は短鎖脂肪酸と呼ばれています。酪酸、プロピオン酸、乳酸は酢酸と比べて大きな分子で、酪酸は酪酸菌が作り、プロピオン酸はプロピオン酸菌が作り、乳酸は乳酸菌やビフィズス菌が作ります。

酪酸、プロピオン酸、乳酸は放っておくと、最終的に小さな分子である酢酸まで分解されますが、その前に大腸細胞によって吸収されます。また、酢酸も吸収されます。

前に説明したように、吸収された酪酸はＴレグ細胞を増やします。

さまざまな食物繊維で酪酸を増やす効果が検討されてきました。その結果、**フラクトオリゴ糖が最も効果が高い**ことが明らかとなりました。

フラクトオリゴ糖は、１分子の砂糖に１～10個程度のフラクトース（果糖）がつながったオリゴ糖です。

フラクトースが10個以上たくさんつながったものはイヌリンと呼ばれていますが、イヌリンは低分子のフラクトオリゴ糖より酪酸菌を増やす効果が弱いことがわかっています。

フラクトオリゴ糖とイヌリンは、タマネギ、ニンニク、ゴボウ、キクイモ、ヤーコン、バナナ、アスパラガスなどさまざまな野菜に含まれていますが、これらに含まれるフラクトオリゴ糖類（イヌリンも含む）は低分子から高分子まで、さまざまな大きさの混合物なのです。

本書では、一括してフラクトオリゴ糖と呼んでいます。


日常生活で、私たちは1〜3グラムのフラクトオリゴ糖を食べています。

しかし、この量では自己免疫疾患とアレルギーを抑えるには不足しています。

**私たちは、フラクトオリゴ糖を含む食品をもっと多く摂る必要があるのです。**

## じつはビフィズス菌は善玉ではない

胎児は産道を出る時に母親の肛門に顔を向けて出てきます。これは、母親の便を口に入れるためだと考えられています。

その母親の便の中にビフィズス菌がたくさんいるはずだと考えると思いますが、じつはほとんどいません。

新生児は、ビフィズス菌などを含む腸内細菌を口に入れます。新生児は胃酸を作りませんので、母親の便の細菌がすべて腸に入っていきます。ですから、新生児の腸で増殖する細菌は雑菌だらけです。

ところが、母乳を与えると母乳に数%含まれるオリゴ糖が腸に入り、急速にビフィズス菌が増えます。

母乳に含まれるオリゴ糖はミルクオリゴ糖類と呼ばれています。母乳には乳糖が約5%含まれますが、乳糖は小腸でガラクトースとブドウ糖に分解されます。

残りのおよそ2%のミルクオリゴ糖類は、乳糖にその他の糖がたくさんつながった構造をしています。

ミルクオリゴ糖類には非常にたくさんの種類がありますが、すべて小腸で分解されずに大腸でビフィズス菌のエサになります。

ふしぎなことに、ミルクオリゴ糖類はビフィズス菌以外の雑菌をほとんど増やしませんので、新生児の大腸はビフィズス菌で充満されます。

じつは、生まれたばかりの子の大腸をミルクオリゴ糖を使ってビフィズス菌で充満させ、雑菌の侵入を防ぎ、感染症から子を守るのは、すべての哺乳類に共通していることなのです。

ところが、離乳するとビフィズス菌は急速に減少して、酪酸菌が優占するようになります。離乳するころには、免疫を発達させなければならないので、酪酸菌が必要になるのです。

中年になると、ビフィズス菌は腸内フローラの数パーセント以下になり、高齢者になるとほとんどいなくなります。

ビフィズス菌は乳児にとっては善玉菌ですが、離乳後には不要になります。ビフィズス菌の代わりに酪酸菌が健康を維持するための善玉菌になるのです。

酪酸菌以外にとても重要な善玉菌がもう一つあります。

それは、アッカーマンシアという細菌で、腸内フローラの数%を占めています(図12)。アッカーマンシアは、大腸の細胞表面にあるムチンを食べて増殖します。ムチンを食べるからといって、大切な保護膜であるムチン層を薄くするわけではありません。

図12 ビフィズス菌より重要な善玉菌、
酪酸菌とアッカーマンシア

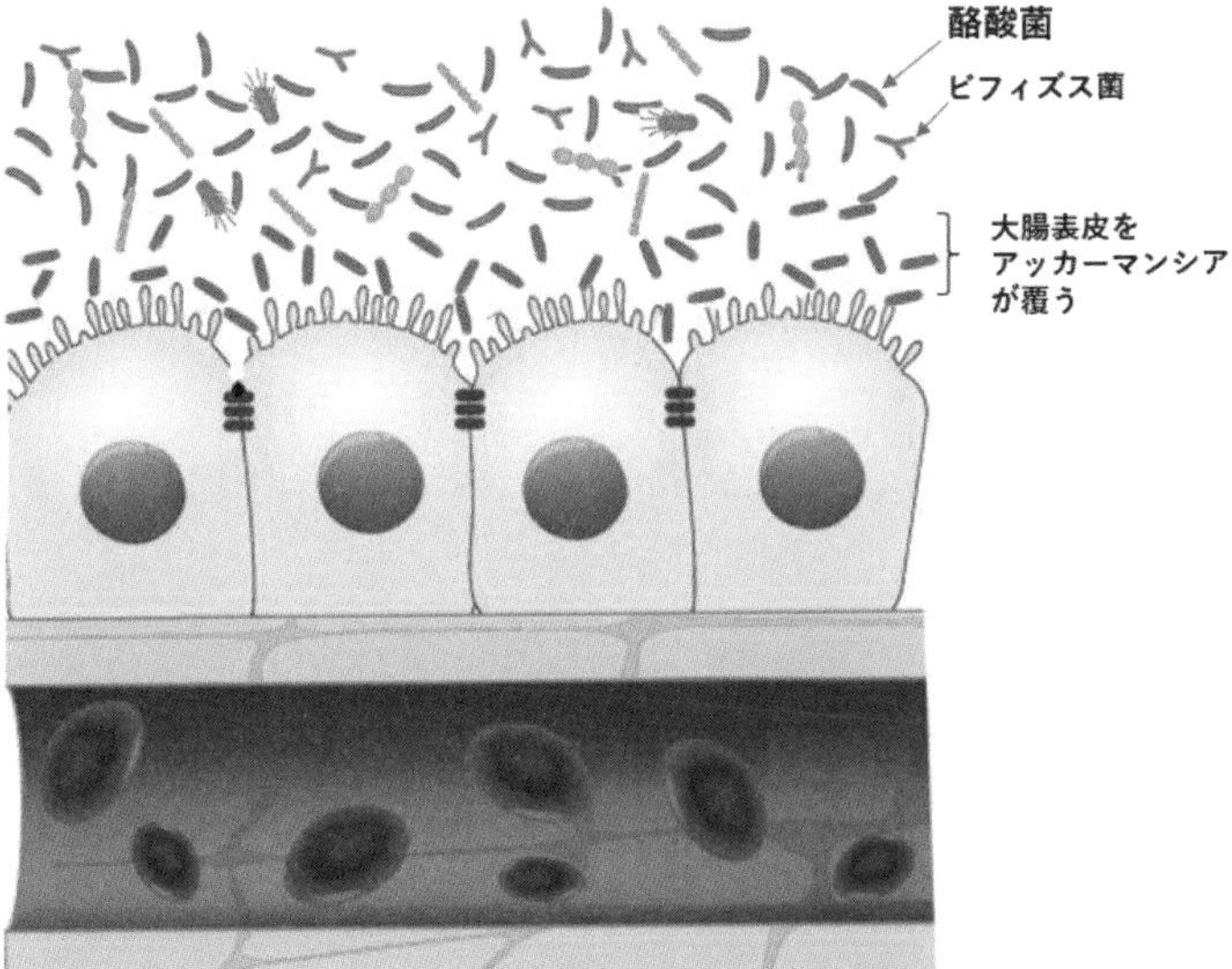

大腸に指令を送り、ムチン層を厚くし、大腸表皮を保護します。

そして、アッカーマンシアを増やす食物繊維もフラクトオリゴ糖なのです。

フラクトオリゴ糖は酪酸菌とアッカーマンシアという2つの善玉菌を増やして、離乳後の大腸を保護し、免疫を発達させるのです。

## 乳酸菌は体に必要なかった！

乳酸菌は糖類から乳酸を作る、ラクトバチルスと呼ばれる細菌の仲間です。ラクトバチルスは細菌の大分類においては、ファーミキューテス綱という群に属し、ビフィズス菌はアクチノバクテリア綱に属し、両者はまったく異なった細菌です。

5年ほど前に、乳酸菌の健康効果を報告している論文を徹底的に探索しましたが、まったく見つかりませんでした。2018年に『サイエンス』という有名な科学雑誌に「ラクトバチルス・ロイテリという乳酸菌は小腸で増殖して、免疫系を発達させる」

という論文が発表されました。

小腸では微生物はほとんど増殖しません。大腸の1万分の1以下の細菌しかいません。ロイテリ菌も僅かしか増えませんので、その効果は非常に弱いです。

「乳酸菌を摂るとインフルエンザにならない」と思わせるCMが流されていますが、じつはまったく根拠はありません。

私はフラクトオリゴ糖を摂り始めてから、一度もヨーグルトを食べていませんが、風邪やインフルエンザになっていません。下痢や便秘もありません。

ヨーグルトを食べていたころは、しょっちゅう下痢をして、痔にも悩まされていました。また、蕁麻疹（アトピー性皮膚炎）にも苦しめられていました。

フラクトオリゴ糖を摂るようになってからは、腸に関係する症状はすべて治りました。

はっきり言います。

**「乳酸菌やヨーグルトを摂る必要はありません」。**

第3章

# なぜ<br>花粉症になる人と<br>ならない人が<br>いるのか?

# 花粉症になる・ならないを決めるのは免疫寛容

花粉症はI型アレルギーであることを第2章でお伝えしましたが、II型、III型、IV型を含めてすべてのアレルギーで、あらゆるものがアレルギーを起こします。

「あらゆるものがアレルギーを起こす」と言うと混乱されるかもしれませんが、アレルギーの原因物質であるアレルゲンが肌の傷から侵入したとしても、簡単にはアレルギーは起こりません。アレルギーの原因物質が肌の傷から体に入っても、これが日常的に食べているものならアレルギーは起こらないのです。

私たちは毎日食べ物を口から摂り、消化管で分解・吸収して残りを肛門から排出します。消化管の粘膜ではすべてのものにアレルギーを起こさないようになっており、この仕組みは、**免疫寛容**と呼ばれています。消化管で食べ物がアレルゲンとして作用したら、私たちは何も食べられなくなってしまいます。

おそらく、この本をここまで読んできてくださっている方は、「免疫寛容は、Ｔレグ細胞の機能」だとお解りになると思います。

**Ｔレグ細胞は私たちの体にとって、非常に重要な細胞なのです。**

口に入れたものがアレルギーを起こさないという免疫寛容は、当たり前であると本書を読まれているみなさんは簡単に理解されると思いますが、なんと、医学界では２０１５年まで、「アレルギーを治すには原因食品を食べさせない」という認識が当たり前だったのです。

みなさんの中にも、「そばアレルギーの子どもにはそばを食べさせない」とつい最近まで信じていたり、また、いまでもそのように信じている人もいるかと思います。

ところが、２０１５年2月に米国のヒューストンで開かれたアメリカアレルギー学会でギデオン・ラック博士が「子どものピーナッツアレルギーを予防するにはピーナッツを小さい時から食べさせるほうがよい」と報告したのです。この発表によって、「**アレルギーを治すには原因食品を食べさせる**」に変わりました。

この報告は、食べているものにはアレルギーができない。つまり、食べているものには免疫寛容が起こるということを意味しています。

言い換えれば、花粉症だからといって、マスクやゴーグルをして花粉を避けていても花粉症はよくなりません。極端なことを言うと、毎日、少しずつ花粉を食べればよいのです。

## なぜ花粉症になる人とならない人がいるのか

「花粉症はアレルギー体質の人がなる」と言う人がたくさんいます。

しかし、これは、間違いです。なぜなら、すべてのアレルギーは1950年代に抗生物質が使われるようになる前は、ほとんどなかったからです。

「アレルギー体質だから花粉症になる」のであれば、1950年以前はアレルギー体質の人がいなかったことになります。遺伝的体質であれば、当然、1950年以前にもいたはずです。

**アレルギーは抗生物質が腸内フローラを攪乱したことで、起こるのです。**

１９５０年以降に生まれた、ほぼすべての人は抗生物質を処方されています。

「アレルギー体質」になった人は、たまたま運が悪かっただけなのです。

ここで、ヘルパーT細胞の説明をしたいと思います。

第2章で登場しましたが、T細胞は免疫の司令塔で、何を攻撃するかを決める細胞です。ヘルパーT細胞にはいろいろありますが、花粉症に関係するのはTh１細胞とTh２細胞なのです。

Th１細胞はウイルスに感染した細胞やがん細胞を攻撃する司令官で、Th１が行う免疫は細胞性免疫と呼ばれています。

Th２はB細胞にIｇG抗体を作らせて侵入した細菌を攻撃する司令官です。

Th２はTh１が少ないとB細胞にIｇE抗体を作らせてしまいます。これがI型アレルギーを起こします。

Th２が多くTh１が少ない人がいますが、このような人が「アレルギー体質」と呼ばれます。Th1とTh2がバランスよく存在すると、I型アレルギーは起こりません。Tレグ細胞はTh1とTh2のバランスをとります。つまり、Tレグ細胞が免疫寛容を行うのです。

Tレグ細胞は大腸で増え、酪酸菌が作る酪酸がTレグ細胞を増やします。ですから、抗生物質で腸内フローラが攪乱されても、フラクトオリゴ糖などの食物繊維をたくさん食べてTレグ細胞を増やせば、アレルギーは発症しないのです。

## 花粉症を治せばアトピーにもうつにもならない

花粉症はフラクトオリゴ糖などの食物繊維をたくさん食べてTレグ細胞を増やせば治ります。アトピー性皮膚炎も花粉症と同じI型アレルギーですから、花粉症を治せば同時によくなるでしょう。

ただし、皮膚科医が頻繁に処方するステロイドの塗り薬を大量に使用した人は、難治性アトピー性皮膚炎になり、これは簡単には治りません。難治性アトピー性皮膚炎の人の皮膚は､象の皮膚のように黒く､がさがさと腫れたような肌になってしまいます。

第2章でもご紹介したように、うつは脳の炎症性サイトカインによって起こる炎症が原因です。

うつの炎症はI型アレルギーの炎症とは異なりますが、Tレグが増えればすべてのタイプの炎症を抑えますので、花粉症を治せば同時によくなります。


また、アトピー性皮膚炎やうつは、菓子パン、ハンバーガー、スナック菓子類、スイーツ類、カップラーメン、コンビニ弁当などを頻繁に食べている人がなりやすい傾向にあります。

なぜなら、これらの食品にはビタミンやミネラルが不足しているからです。コンビニ弁当にはほとんど野菜が入っていません。

ビタミン、ミネラル、タンパク質の不足がアトピー性皮膚炎とうつを悪化させますので、気をつけてください。

## 花粉症予防は認知症予防でもある

花粉症の人はTレグ細胞が少なくなっています。

高齢者ですでに脳の神経細胞にアミロイドβが蓄積してしまった人では、Tレグ細胞が少ないと脳の免疫細胞のミクログリアが神経細胞を攻撃するようになります。

これがアルツハイマー病の最終段階です。ミクログリアが神経細胞を破壊すると知性、記憶、感情などを失います。

しかしながら、**フラクトオリゴ糖などの食物繊維をたくさん食べてTレグ細胞を増やしておけば、ミクログリアの攻撃を抑えることができるのです。**

つまり、花粉症を治せば、アルツハイマー病も予防できるということを意味しています。

# 花粉症を抑えれば長生きできる

腸内フローラの研究で有名な辨野義己博士は、著書『１００歳まで元気な人は何を食べているか？』（三笠書房）の中で、**「１００歳まで元気で長生きしている人の便は酪酸菌を大量に含んでいる」**と書いています。

辨野博士は非常に多くの健康な百寿者の便を日本全国から集め、腸内フローラの分析をしました。百寿者はすべて、大腸の酪酸菌が多く、全身の炎症が抑えられているようです。

免疫学者の熊沢義雄博士は、著書『慢性炎症を抑えなさい』（青春出版社）で**「慢性炎症が老化を進める」**と書いています。

慢性的な炎症のある人は、すべての臓器の老化が進むということです。

ノーベル医学生理学賞を受賞したエリザベス・ブラックバーンと健康心理学者のエ

リッサ・エペルは『テロメア・エフェクト　健康長寿のための最強プログラム』（NHK出版）で**「うつ病や不安はテロメアを短くする」**と著書に記しています。

私たちの遺伝子は46本の染色体に収められています。染色体は糸状になっていて、環状ではありません。それぞれの染色体の末端には、テロメアという特定の遺伝子配列の繰り返しがあります。

このテロメアの遺伝子の繰り返しが短くなると、寿命が短くなると言われています。しばしば、テロメアの長さは命の切符にたとえられます。切符を使って短くなると細胞は死を迎えるのです。

テロメアの長さはストレスによって短くなり、リラックスした生活を送れば長くなることがわかっています。

大腸の酪酸菌を増やせば脳の炎症が抑えられ、常にリラックスした状態になります。テロメアの長さを保つという点でも、フラクトオリゴ糖などの食物繊維をたくさん摂って酪酸菌を増やすことは重要なのです。

つまり、**花粉症を抑えれば長生きできる**のです。

# 抗生物質を飲み過ぎている人は花粉症になる

大腸にはおよそ１０００種類の細菌が生息しています。全細菌数はおよそ１００兆と言われています。

これまで、抗生物質が腸内フローラを攪乱すると書いてきましたが、具体的に何がどれくらい減って、何が増えるか、詳しいデータはほとんどありません。分析が非常に難しいのです。

マウスを用いた実験では、抗生物質２剤を与えるとおよそ80％の種類が消失すると、報告しています。

これは、強烈な腸内フローラの破壊です。

じつは、**抗生物質が人の腸内フローラを攪乱すると、成長が促されます**。身長が大きくなるのです。

人の身長は幼児期の成長速度が速くなると、大人になった時の身長が高くなります。

日本では、1950年代以降に大量に抗生物質を使用するようになりましたが、この時期から子どもの平均身長は急激に伸びました。

**抗生物質が家畜の成長を速めること**も、畜産業者は昔から知っています。人に使われるより、大量の抗生物質が家畜の成長促進に使われてきました。

抗生物質を頻繁に摂る人は腸内細菌の種類が極度に減少しており、花粉症だけでなく、自己免疫疾患を含めたすべてのアレルギーを起こすリスクが上がっています。

フラクトオリゴ糖などの食物繊維で腸内細菌の種類はすぐには増えませんが、抗生物質を摂らない生活を10年、20年と続ければ、種類も増加して、良好な腸内フローラを得ることができます。

抗生物質は細菌感染によって高熱が出た時だけ使うようにしてください。

## 嗜好性と文明がアレルギーを増やす要因に

現在、スーパーマーケットにはさまざまな食材が溢れています。たとえ珍しい食材でも、ネット販売で翌日に手に入れることができるようになりました。

東京、大阪などの大都市では、無数のレストランがあり、さまざまな国の料理を簡単に食べることができます。

私たちは「食べたいもの」を好きなだけ食べる生活をしていますが、果たして、嗜好性にまかせて食事をしていていいのでしょうか。


糖質は血糖値を上げ、脳からドーパミンやセロトニンが出ることによって中毒になります。当然、人々は糖質をたくさん含んだ食品を好みます。

塩分が多いと味が濃くなります。人は味の濃い食べ物のほうを好み、塩分中毒になります。

糖質を多く含んだ精米、ふすまを取り除いた小麦粉、不純物を取り除いた砂糖などの糖質過多食品には、ビタミンとミネラルがほとんどないだけでなく、食物繊維もほとんど含まれません。

そもそも、これらの農業が育種した穀類はたとえ全粒で食べたとしても、酪酸菌を増やす食物繊維をほとんど含んでいません。

なぜなら、これらの穀類はでんぷんを貯蔵物質として保存します。でんぷんと同じように酪酸菌を増やすフラクトオリゴ糖も植物の貯蔵物質です。でんぷんを貯蔵物質とする植物はフラクトオリゴ糖をほとんど作らないのです。


**酪酸菌を増やす食物繊維は、根菜類や葉物野菜に含まれています。**

私たちの祖先は、新石器時代以前には根菜類、野草、海藻、小動物、魚介類、木の実を食べて生活していました。新石器時代以前の食事には、酪酸菌を増やす食物繊維が大量に含まれていたのです。

人類が創ってきた農業と食文化が、大腸の酪酸菌を減らす一つの原因になってきました。

そして、現代人の食の嗜好性もそれを加速させています。

# 第4章

# 花粉症対策の9割は間違いだった

## なぜ花粉症が治らないのか？

花粉症は1970年代以降に急速に増加し、4000万人以上の人が毎年くしゃみ、鼻づまりで苦しんでいます。

私も1980年代から花粉症に苦しめられてきました。私は花粉症は治らない病気だと考えていましたので、一度も医者に行きませんでした。

しかし、私のようなズボラ者はともかく、多くの真面目なサラリーマンの方々は、仕事のために病院に通院してきたと思います。

ところが、通院した人のほとんどはまったく治っていないはずです。

それは、現在の治療が症状を抑える対症療法だからです。

それでは、なぜ、花粉症の根本治療法は開発されなかったのでしょうか？

**じつは、医学は花粉症を治せないばかりか、関節リウマチ、潰瘍性大腸炎、クローン病などの自己免疫疾患の一つたりとも治せるようになっていません。**

つい最近までの医学は、自己免疫疾患とアレルギーは大腸が原因となって起こる疾患だということに関心すら示していませんでした。

体の内部の治療に取り組むのが医学、一方で腸内細菌は体の外側に存在するものだからです。

現在でも、腸内フローラを研究する医者はほとんどいません。

また、腸内フローラを作る食べ物と健康について研究する医者もほとんどいません。

**医学が進んでも、決して自己免疫疾患とアレルギーは治らないのです。**

## アレルギー薬は本当に効くのか？

花粉症を対象としたアレルギー薬には、抗ヒスタミン薬、抗ロイコトリエン薬、鼻噴霧ステロイドの3種があります。

抗ロイコトリエン薬と鼻噴霧ステロイドは、残念ながら即効性がありません。効くのに1週間くらいかかることもあります。

それだと薬を飲む意味がありませんので、ほとんどは抗ヒスタミン薬が処方され、抗ヒスタミン薬は市販もされています。

抗ヒスタミン薬として最初に開発されたものは第一世代抗ヒスタミン薬と呼ばれていますが、これは猛烈な眠気を催します。

これでは、使いものになりませんので、副作用の眠気を抑えた第二世代抗ヒスタミン薬が開発され、現在はこれが使用されています。しかし、第二世代でも眠気に襲われます。

薬によって眠気の程度は異なりますが、最も眠気の弱いアレグラが人気です。アレジオンも人気ですが、アレグラより強い眠気があるのです。

基本的に、第二世代は第一世代より効きめが弱く、カフェ５００のお客さんで利用している人に聞くと、「抗ヒスタミン薬はほとんど効かない」という人が多いです。

鼻粘膜のＨ１受容体というヒスタミンがつくタンパク質があるのですが、抗ヒスタミン薬は、これについてヒスタミンをブロックする作用があります。

アレルギーの最終段階を抑えても、アレルギー反応自体は起きています。

**フラクトオリゴ糖などの食物繊維を摂って酪酸菌を増やし、Ｔレグ細胞を増やせば、アレルギー反応が発生しません。**

これからは、抗アレルギー薬は使われなくなり、フラクトオリゴ糖による治療が中心になると思っています。

## ビタミンDによる花粉症改善

何人かの医者が、「花粉症の改善にビタミンDが有効である」という本を出版しています。

『花粉症は1週間で治る！』（溝口徹／さくら舎）、『サーファーに花粉症はいない』（斎藤糧三／小学館）などです。

これらの著書には、ビタミンDを厚生労働省の摂取基準量の20倍以上摂ると、花粉症の症状を少し改善すると書かれており、効きめが現れるまでに1週間かかるようです。

何度も声を大にして言います。

**フラクトオリゴ糖をたくさん食べれば5〜6時間後に、花粉症の症状はほぼ抑えられるのです。**

花粉症が発症する原因は、大腸で酪酸菌が減少すること。ビタミンDで花粉症を改善するというのは、そもそもの考え方が間違っています。

ビタミンDはすべての細胞を元気にし、免疫力を上げるすばらしいビタミンです。

また、太陽光をほとんど浴びない現代人は、ほとんどの人がビタミンD不足ですから、私もサプリメントで摂ることをおすすめします。

しかし、花粉症対策のためにビタミンDを摂る必要はないのです。

## レーザー照射しても効果は1シーズン

花粉症の治療は、手術でも行われています。

長期間効果のある手術は、鼻腔（図13）全体の神経を切断除去する手術と、鼻腔の一番下の下鼻甲介の神経と骨を除去する手術の2つがあります。

問題は、これらの手術はかなりの費用がかかるということ。

その一方、安価な治療法として、鼻腔の下鼻甲介という鼻の入口にある部分の粘膜

図 13　鼻腔の構造

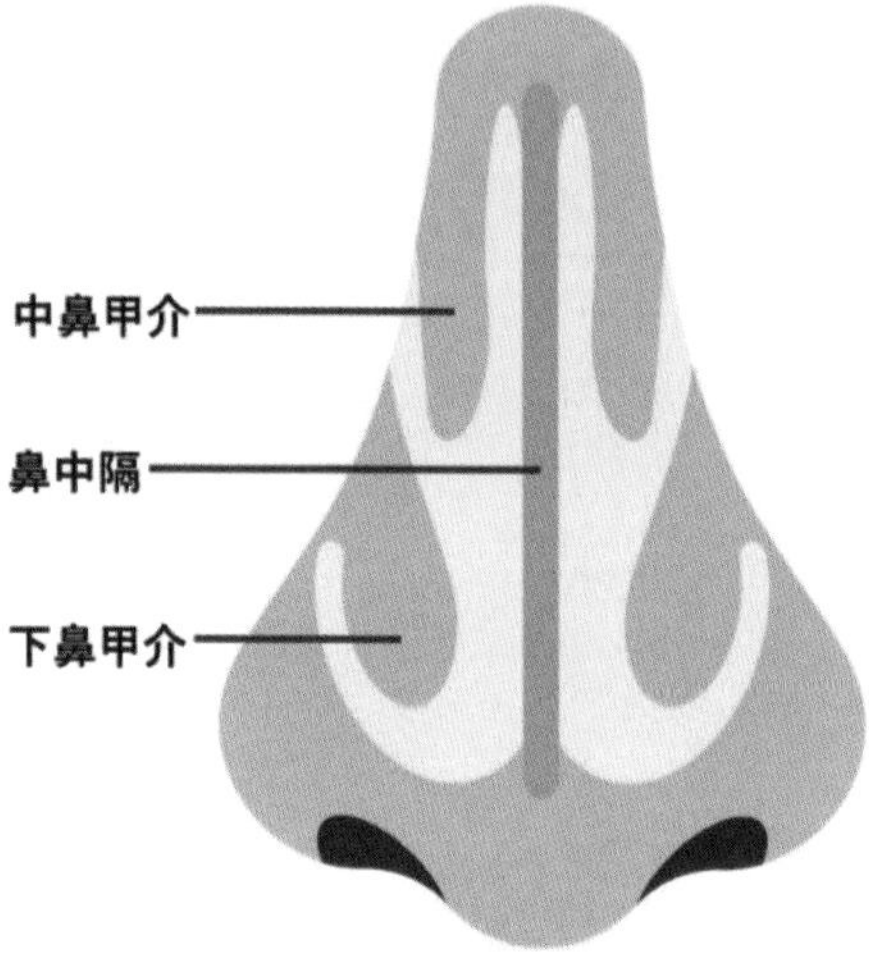

をレーザーで焼く手術が最も簡単で頻繁に行われています。

ところが、鼻の粘膜はすぐに再生しますので、レーザー治療は1シーズンしか効果がありません。

**フラクトオリゴ糖などの食物繊維をたくさん食べて酪酸菌を増やせば、高額な治療費を出さなくとも花粉症はほぼ完全に抑えられます。**

花粉症の治療で、鼻腔の神経を除去する必要はありませんし、レーザー治療の必要もありません。

## 舌下免疫療法はスギ花粉にしか効かない

花粉症対策の根本治療として流行しているのが「舌下免疫療法」で、その理由は保険が適用されたからです。

これは、花粉のエキスが入った液を舌の裏側に塗ることによって、花粉を体内に吸収させる治療法。

舌の裏側にはたくさんの毛細血管があるため、粘膜を通して成分が吸収されていきます。

花粉を直接体内に取り入れると、花粉を攻撃しないようにする制御性T細胞が増え、花粉症にならないという理論です。


ところが、この絶対的治療法にも多くの弱点があります。

まず、花粉症になる3か月以上前から治療を始めなければ間に合わないということです。

しかも、毎日、スギ花粉の入った成分を舌の下に入れなければなりません。

頻繁に病院に通わなくていいし、自宅でも簡単にできるということで、多くの人たちが試していますが、10~20%の人には効かないのです。

また、通院期間、服用期間も長く、費用もかかります。

さらに、最大の欠点があります。

舌下免疫療法はスギ花粉ならスギ花粉、ヒノキ花粉ならヒノキ花粉と、たった一つの症状にしか対応できません。

そのため、ブタクサやイネ花粉、ハンノキ花粉など、他の花粉症やハウスダストにはまったく効果がありません。


舌下免疫療法で花粉症が治った患者は、たったの2割。

症状が改善した人は5割。

そして、3割の人がまったく効果がないと言っているのです。

## 花粉を作らない杉の植林事業は愚かな政策

読者の中でご存知の方も多いと思いますが、国は花粉症対策として花粉を作らない杉の植林を進めています。

とはいえ、花粉症はスギだけが原因ではありません。

春にはヒノキ、スズメノテッポウなどが、夏にはイネ、カモガヤ、ハルガヤなどが、秋にはブタクサ、ヨモギなどがあり、その原因はさまざまです。

また、ハウスダストによる通年性鼻炎の方もたくさんいます。

花粉を作らない杉の植林を進めてなんの意味があるのでしょうか？

なんというお金の無駄遣いでしょう。

花粉を作らない杉の植林はまったく愚かな政策です。

**なぜなら、フラクトオリゴ糖をたくさん摂って大腸の酪酸菌を増やせば、翌日にはすべての鼻炎は治ってしまうからです。**

郵　便　は　が　き

料金受取人払郵便

豊島局承認

4482

差出有効期間
2025年10月
31日まで

●上記期限まで
切手不要です。

170-8790

333

東京都豊島区高田3-10-11

自由国民社

愛読者カード　係　行

| 住所 | 〒□□□-□□□□　都道府県　市郡（区） | | |
| --- | --- | --- | --- |
| | アパート・マンション等、名称・部屋番号もお書きください。 | | |
| 氏名 | フリガナ | 電話 | 市外局番　市内局番（　　）番号 |
| | | 年齢 | 歳 |
| E-mail | | | |

どちらでお求めいただけましたか？

書店名（　　　　　　　　　　　　　　　　　　　　）

インターネット　1．アマゾン　2．楽天　3．bookfan

4．自由国民社ホームページから

5．その他（　　　　　　　　　　　　　　　　　　）

ご記入いただいたご住所等の個人情報は、自由国民社からの各種ご案内・連絡・お知らせにのみ利用いたします。いかなる第三者に個人情報を提供することはございません。

**『花粉症は1日で治る！』**を
ご購読いただき、誠にありがとうございました。
下記のアンケートにお答えいただければ幸いです。

●本書を、どのようにしてお知りになりましたか。
□新聞広告で（紙名：　　　　　　　　　新聞）
□書店で実物を見て（書店名：　　　　　　　　　　　　　　）
□インターネットで（サイト名：　　　　　　　　　　　　　）
□人にすすめられて　□その他（　　　　　　　　　　　　　）

●本書のご感想をお聞かせください。
※お客様のコメントを新聞広告等でご紹介してもよろしいですか？
（お名前は掲載いたしません）　□はい　□いいえ

ご協力いただき、誠にありがとうございました。
お客様の個人情報ならびにご意見・ご感想を、
許可なく編集・営業資料以外に使用することはございません。

## 花粉症にならない赤ちゃんを作ろうとしている

花粉を作らない杉の植林はまったく愚かな政策ですが、最近、さらに愚かなニュースがありました。

2018年11月、朝日新聞デジタルにつぎのような記事が載りました。

「花粉症やぜんそくを予防する仕組みを、国立成育医療研究センターなどのチームが見つけた。免疫の仕組みを利用し、マウスの実験では極めて有効だと確認された。もとになったのは、今年7月に亡くなった免疫学の世界的権威、石坂公成博士が30年以上前から温めていたアイデアだった」

この記事によれば「胎児の段階でアレルギーの原因となるIgEを生産する細胞を殺してしまう」という治療法だそうです。

IgEを生産しない体にして、子どもに悪影響はないのでしょうか?

正常な遺伝子を持つ胎児を人工的に操作するなんて、なんとも恐ろしいことです。こんな愚かな記事を載せる記者がいるとは!

IgEを生産しない子どもを作るのはやめてください。そのための解決策として、フラクトオリゴ糖をたくさん摂る方法を、私は世に提唱していきます。

## 文明の発達とその影響を理解していない現代医療

社会は技術の急速な進歩、人による環境破壊、急速な国際化などによって急速に変化しています。

人々の生活を考えると、20世紀から21世紀にかけて、劇的に変わりました。

おそらく、人の日常生活というレベルでは19世紀まではそれほど大きな変化はありませんでした。

しかし、20世紀から21世紀の変化に医療は対応できていません。

人口の高齢化によって、増加するがん、心疾患、脳血管疾患、糖尿病、認知症などの病気に対して対症療法に終始しています。

そして、これらの病気は老化が原因となる病気です。

このような病気に対して対症療法は重要ではなく、強力な予防法を確立することが重要です。

強力に予防して、いわゆる「ピンピンコロリ」で亡くなる方法を確立するのが医療の役目と言えます。

20世紀の半ばに確立された抗生物質による感染症の治療は、人々の寿命を劇的に伸ばしました。

ところが、抗生物質はアレルギー・自己免疫疾患を発生させ、いまでは世界人口の６割がこれで苦しんでいます。

医療はアレルギー・自己免疫疾患に対しても対症療法に終始してきました。

この本で書いているように、酪酸菌とアッカーマンシア菌を多く含む良好な腸内フローラを作れば、すべてのアレルギー・自己免疫疾患は良くなるのです。

自己免疫疾患は一度体の成分に対する免疫ができると、酪酸菌でも完全には抑えられません。

ですから、自己免疫疾患に苦しむ人を減らすには、健康なうちから大腸の酪酸菌とアッカーマンシア菌を増やして予防することが重要なのです。

うつ病、自律神経失調症、パーキンソン病などの脳の疾患も酪酸菌とアッカーマンシア菌を増やせば良くなりますが、予防がさらに重要です。

現代医療は薬学中心で動いています。常に、「病気の症状を抑える薬を探して、副作用がなければ対症療法薬として使う」ということを行います。

医療は、**「食と運動を中心とした生活習慣でどのように病気を予防できるか」**を研究すべきなのです。

## 異常な食事法がまかり通る恐ろしい医学界

医者はさまざまな食事法を考案してきました。

米国の心臓病医であるロバート・アトキンス博士は糖質を制限する食事法について、『アトキンス博士のローカーボ（低炭水化物）ダイエット』（同朋舎）という本を1972年（英語版）に出しました。

これは、アトキンス・ダイエットと呼ばれ、その後日本では、「糖質制限食」と呼ばれるようになっています。

じつは、私も糖質制限を行っております。

魚、肉、卵と野菜を大量に、また、ナッツ類とチーズを間食に食べるようにすれば、体調は非常によくなり、老化が原因となる病気や皮膚疾患が改善されることを私自身確認しています。

糖質制限食は、間違わなければ、非常によい食事法です。

その後、医者はオーソモレキュラー、分子栄養学、MEC食、フォドマップ制限食などの少し奇妙な食事法を作り、アレルギー、精神疾患などの治療に使うようになりましたが、これらの食事法は、細菌学・腸内細菌学が専門の私にはとんでもない食事法に見えます。

オーソモレキュラーは1965年「精神医学におけるナイアシン療法」という論文を発表したエイブラム・ホッファーによって提案された栄養療法で、2つのノーベル賞（ノーベル化学賞〈1954年〉とノーベル平和賞〈1962年〉）を受賞したライナス・ポーリングが加わって発展しました。

現在、オーソモレキュラー療法を取り扱う病院は全国に多数存在しています。

オーソモレキュラー療法は統合失調症などの精神疾患、アレルギー疾患、体調不良などの治療に貢献しているようです。

オーソモレキュラー療法では、アミノ酸類、鉄、亜鉛などのミネラル類、ビタミンB6、ナイアシンなどのビタミン類が脳の神経伝達物質の合成に関わっており、これらの不足が精神疾患の発症に関与していると考えています。

アレルギーでは、花粉症は栄養補給、特にビタミンＤの大量摂取で治ると報告しています『最強の栄養療法「オーソモレキュラー」入門』（溝口徹／光文社）。

オーソモレキュラー療法では、大量のサプリメントを高いお金を出して買わなければなりません。高いお金を払っても、病気の症状を改善するのに、数週間や数か月かかるのです。

オーソモレキュラーは、サプリメントを摂る以外は糖質制限です。

糖質制限自体がさまざまな病気を治すので、サプリメントが重要なのか、糖質制限による体質と栄養の改善が重要か、よくわかりません。

フラクトオリゴ糖をたくさん食べて、大腸の酪酸菌が増えれば鉄、亜鉛、カルシウムなどのミネラル類の吸収は非常によくなります。

酪酸菌やビフィズス菌はビタミン類も大量に作ってくれます。

酪酸菌はサプリメントの代わりになるのです。

「オーソモレキュラー療法」は医者が考えた「人為的に人間を操作する栄養療法」です。

さらに問題なのは、この食事法では、腸内細菌のことをまったく考慮していません。


分子栄養学はオーソモレキュラーとほぼ同じ食事法です。

分子栄養学と名乗っている医者に、精神科医の藤川徳美博士がいます。藤川医師は『うつ消しごはん』（方丈社）などの本を出しています。

藤川医師によればうつは鉄を補うと改善されるようです。ところが、かなりの時間がかかるようです。

大腸の酪酸菌を増やせば、うつは数日で改善されますので、分子栄養学の治療を受ける必要はありません。


MEC食は沖縄県の渡辺信幸医師によって提唱された食事法で、肉、卵、チーズを中心に食べる食事法です。基本的に糖質制限食ですが、腸内フローラについてまったく考慮していません。

MEC食で老化が原因となっている病気の症状は改善されると思います。

しかし、長期間続ける場合は腸内フローラを考慮しなければ健康を害します。

このように、**医者はまったく腸内フローラのことを考えない**のです。

一方で、腸内フローラを考慮した食事法も提案されています。

フォドマップ（発酵性炭水化物）制限食事療法はオーストラリアのモナッシュ大学で開発された過敏性腸症候群を改善するといわれる食事法です。

この食事法は「小腸で分解吸収されない糖類、オリゴ糖、多糖類を食べないで、大腸で腸内細菌を生育させないようにする」というものです。

フラクトオリゴ糖は発酵性炭水化物なので、フォドマップ制限食では絶対に食べてはいけないものとなります。この考え方を信じている医者も国内にたくさんいます。

これでは、永久に酪酸菌もアッカーマンシア菌も増えません。最悪の食事法です。

フォドマップ食事制限療法は、腸内フローラについて詳しくない学者の〝インチキ療法〟です。

# 第5章

# なぜ
# ゴボウを食べると
# 治るのか?

# 正しい腸活で花粉症が改善する

腸活という言葉が流行っています。腸活は大腸の状態を良くして、便通をよくするという意味で使われています。

腸内フローラをよくすれば、便通がよくなりますので、**腸活は腸内フローラを管理することになります。**

その腸内フローラを説明するにあたって、まずは腸内細菌の話から始めていきましょう。

大腸の〝うんち〟には1グラムあたり1000億個の細菌が増殖していると言われています。これは、腸内細菌の専門家が言っていることですが、実際にはこの10倍くらいの細菌がいます。

1グラムあたり1000億個とすると、体内に〝うんち〟は1kgほど溜まっていいま

図14　腸内細菌の系統樹とその割合

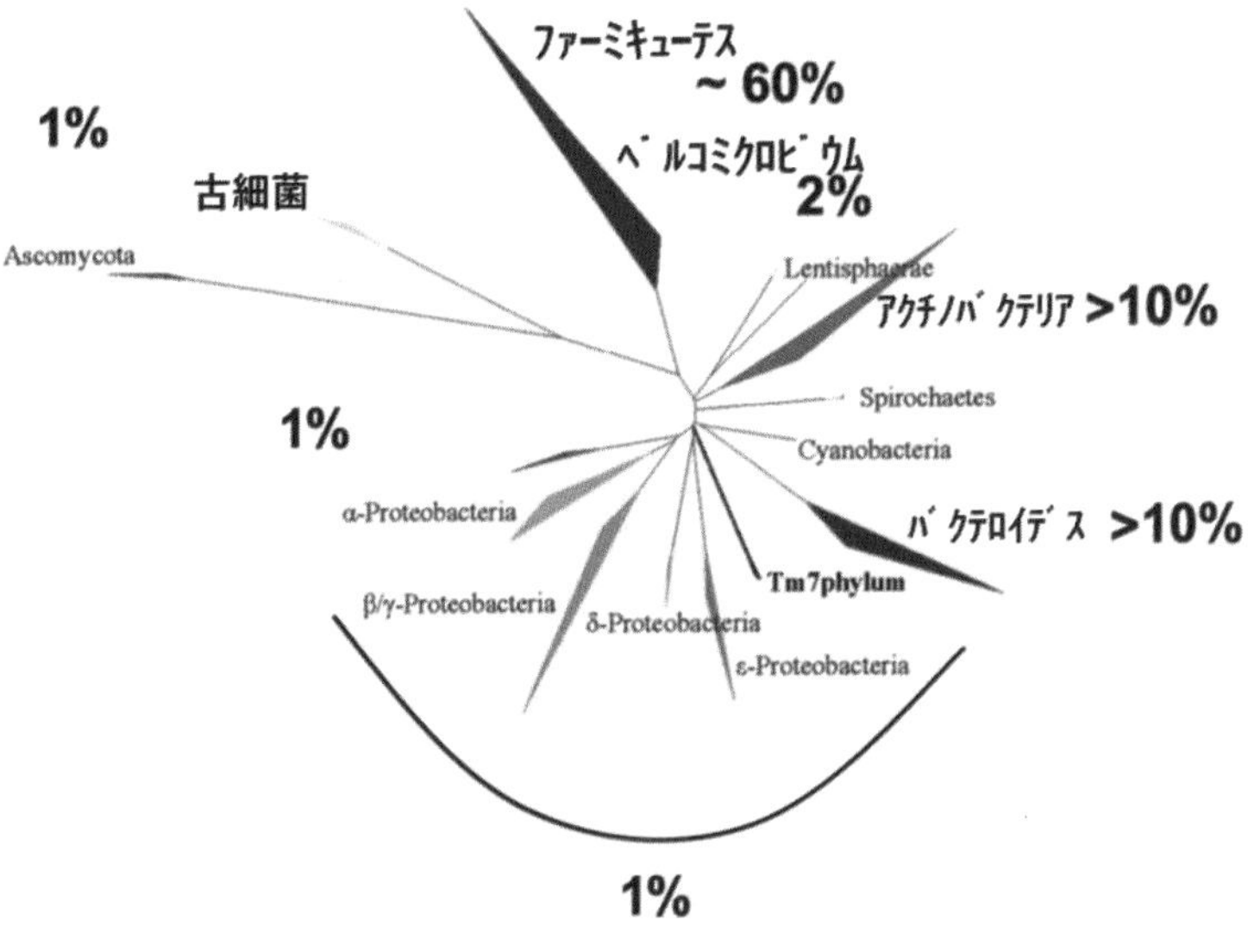


Diamant M., et al., Do nutrient-gut-microbiota interactions play a role in human obesity, insulin resistance and type 2 diabetes? Obesity Reviews (2011) 12, 272-281）より引用

すので、全体では100兆個の細菌がいるということです。腸内細菌の種類はおよそ1000種類といわれ、細菌の種類と構成割合が腸内フローラです。

腸内フローラの種類の系統樹を、図14に示しました。

腸内フローラの中で最も多い種類はファーミキューテスです。酪酸菌はファーミキューテスに属します。もちろん、酪酸菌も分類上の〝種〟のレベルでは非常にたくさんの種を含みます。

善玉菌として有名なビフィズス菌はアクチノバクテリアに属します。図14では10％以上存在するとありますが、これは若い人だけ。中年になれば数％以下しかいません。さらに、60歳を過ぎるとほとんどいなくなります。

アクチノバクテリアと同じくらいいるのがバクテロイデスです。バクテロイデスは分類上、グラム陰性細菌という一群に属します。

細菌学では、グラム陰性とかグラム陽性とかいう分類分けをしていますが、このことについては、この章の後半で説明します。

ベルコミクロビウムは数％しか生息しませんが、アッカーマンシア菌が含まれます。アッカーマンシア菌は大腸表面のムチンを増加させて腸管を保護している大切な善玉菌です。

古細菌というものがごくわずかに生息していますが、これはメタンガスを作ります。この細菌は水田に水を張って２週間くらいすると増殖してメタンを放出します。非常に酸素を嫌い、プール１杯の水に１分子の酸素が含まれていても増えません。だから、古細菌はよっぽど〝うんち〟が長い間大腸に留まっている便秘の人でしか増えません。

つぎに、私たちの誕生、成長、老化の過程における腸内フローラの変化について説明していきます（図15）。

なお、この図はわかりやすくするため、ビフィズス菌、酪酸菌、大腸菌群だけを示しています。

赤ちゃんは産道を通る時、顔を肛門の方に向けて出てくることによって、お母さんの便と膣の細菌をもらいます。便には大腸菌の仲間も含まれていますので、誕生したばかりの腸では大腸菌群が増えます。

赤ちゃんが母乳を飲み始めるとすぐにビフィズス菌が増え始め、数日経つとビフィズス菌は90％以上を占めます。

ビフィズス菌が増えるのは、母乳にオリゴ糖が約2％含まれているからです。ビフィズス菌は他の細菌と比べて圧倒的にすばやくオリゴ糖を利用できるのです。

母乳に含まれるオリゴ糖はガラクトースとグルコースという単糖（基本となる糖）がくっついた乳糖が基本骨格となり、それに他のさまざまな糖類がくっついてできています。

また、母乳に含まれるオリゴ糖はミルクオリゴ糖類と呼ばれ、その種類は100種類以上もあります。このミルクオリゴ糖類がビフィズス菌を増やして、誕生したばかりの乳児を守ることは、すべての哺乳類で共通です。

ビフィズス菌は乳酸と酢酸を作り、赤ちゃんの腸を酸性にし、病原菌の侵入を防ぎます。乳酸菌が増えているヨーグルトが腐りにくいのと同じことです。

### 図15　人の腸内フローラの変遷

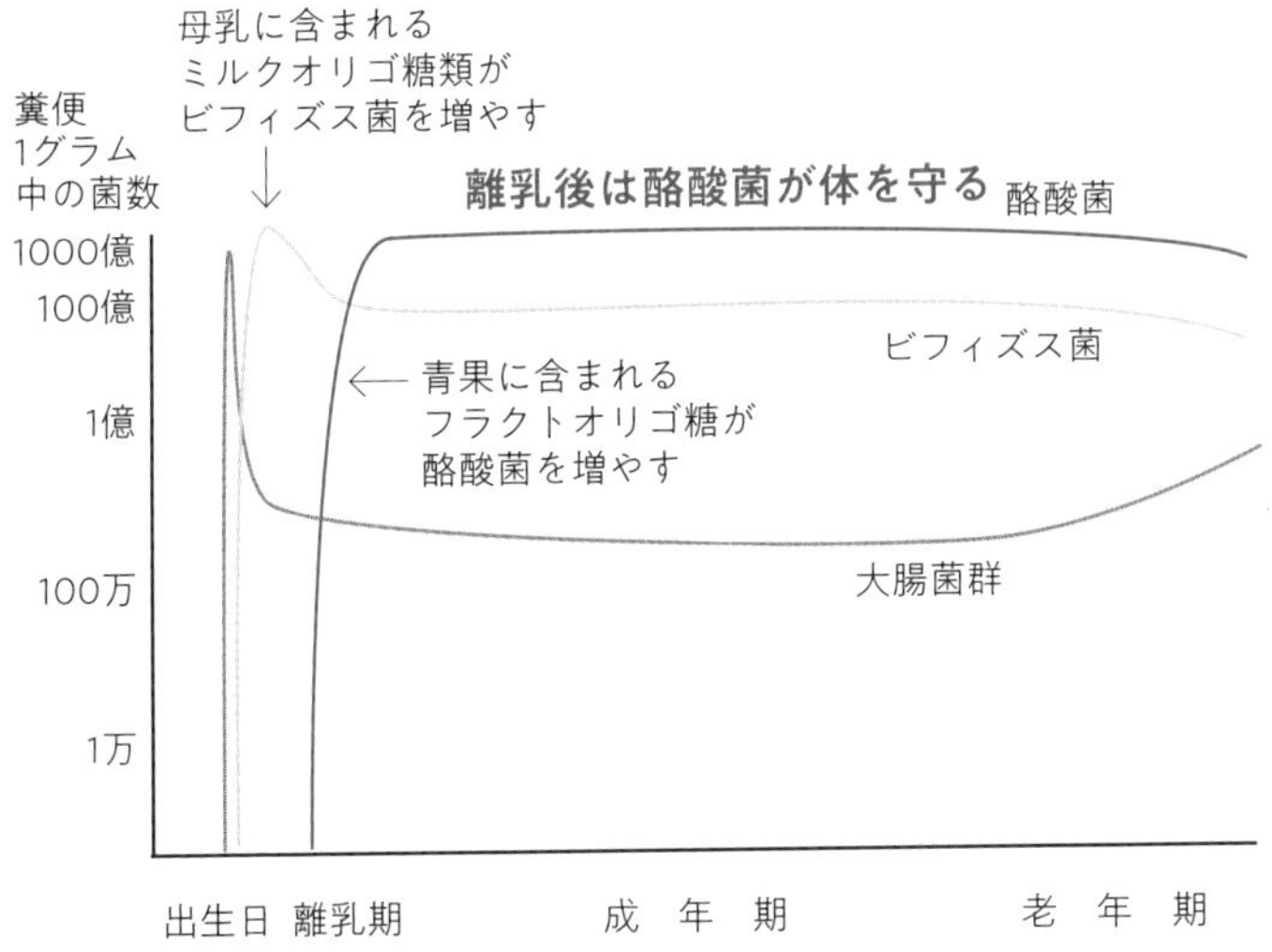

やがて、赤ちゃんは離乳をして野菜、穀類、肉、魚、卵などを食べるようになります。すると、ビフィズス菌はすぐに減ってしまいます。

その代わりに増えてくるのは**酪酸菌**です。酪酸菌の作る酪酸は赤ちゃんの免疫を発達させ、全身に炎症が起きないようにコントロールします。

これで**「本当はビフィズス菌より酪酸菌の方が私たちの体には大事なんだ」**とご理解いただけたと思います。

正しい腸活とは、酪酸菌を増やすことです。

当然、酪酸菌を増やす腸活を行えば5～6時間で花粉症は治ります。

## 病気は食べ物が作っている

抗生物質も口から摂るので、広い意味では食べ物です。

腸管から吸収される栄養の種類と量によって人の健康は左右されることを、みなさんはよく知っていると思います。

ところが、じつはどんな影響があるかということはほとんど知られていないのです。

中には、

「甘酒が体によいと言われたので毎日食べている」

「ハチミツが体によいからできるだけ摂るようにしている」

と言う方がいらっしゃいます。

甘酒もハチミツも糖質の塊ですから、老化を早め、あらゆる生活習慣病を悪化させます。

「スルフォラファンはがんを予防するからブロッコリースプラウトをよく食べている」

「セサミンは体によいので、サプリメントを摂っている」

と言う方も多いです。

スルフォラファンと同じ作用をする物質であるイソチオシアネートは、ダイコンなどほとんどのアブラナ科野菜に含まれています。ブロッコリースプラウトを食べなくてもダイコンを生で食べれば同じことです。

ところが、イソチオシアネートががんを予防するというのは実験室での話であって、実際に人で予防するという証拠はありません。

高いお金を出してブロッコリースプラウトを購入する必要はないのです。

セサミンも抗酸化作用を示すから体によいと考える人が多いですが、これはテレビのCMで言っているだけの話です。

私たちはカカオ、コーヒー、お茶、緑黄色野菜など抗酸化作用のある食品を大量に摂っていますので、セサミンなどに高いお金を使う必要はありません。

「ヨーグルトは体に良いから毎日食べるようにしている」という方も非常に多いですが、ヨーグルトと乳酸菌製剤には健康効果はほとんどありません。

**このように、私たちはマスコミの情報に翻弄されています。**

**さて、ここからは、本当に体によい話をします。**

高血圧や高血糖に悩まされている方も多いかと思います。

また、動脈に血が詰まって心筋梗塞や脳梗塞を起こすのでは、と恐怖を抱いている人も多いと思います。

私は自分が糖質制限をしていることを書きましたが、およそ1年6か月の間、ごはん、麺類、パン、砂糖、スナック菓子類、スイーツ類、シリアル、ハチミツ、サツマイモ、ジャガイモ、トウモロコシをまったく食べていません。

自分でも糖質制限をしていますが、私の経営するカフェ５００では、「糖質制限食料理講習会」を行い、さまざまな病気を治してきました。

驚くことに、糖質制限で多くの病気が治るのです。

糖質制限をすることで、つぎの日に血圧は30〜40下がります。高血圧は糖質を摂ることが原因だからです。

血糖値を下げておくと、血液中のインスリンの量が減少。すると、腎臓での塩の再吸収が減り、血液中の塩は減ります。

血圧は血液の中の塩の量によって決まります。塩が多すぎると薄めるために水が増えて血圧は上がるのです。


糖質制限をすれば、インスリンを作る能力が残っている2型糖尿病は数か月で治ります。糖尿病は糖質を大量に摂ることが原因ですので、これは当たり前です。

では、脳梗塞や心筋梗塞はコレステロール値が高いと起こる。多くの方がそう信じているようですが、じつはまったくの誤解です。

血中のコレステロールの量、特に悪玉といわれるLDLが悪者であるとして、血中コレステロール値を下げるスタチンという薬が1987年に商品化されました。

この薬は日本人の遠藤章博士が発見した化合物から副作用を弱くして作られたものです。

ところが、その後、心筋梗塞や脳梗塞を起こした患者には、コレステロール値が低い人も高い人もいたため、多くの医者はコレステロール値と動脈硬化の関係を疑ったのです。

米国でもスタチンを大量に処方するようになってからも、心筋梗塞と脳梗塞による死者は減らず、その後、動脈硬化は血管の炎症反応によって起こることが明らかとなりました。

血管の炎症反応は酸化ストレスによって起きますので、カカオ、コーヒー、緑茶、緑黄色野菜などの抗酸化物質を多く含む食品を摂ることが予防には重要だと考えられるようになったのです。

また、炎症反応の起きた部位に沈着するコレステロールは超悪玉と呼ばれる酸化ＬＤＬだということもわかりました。

血中の酸化ＬＤＬの量は中性脂肪値と正に相関しています。つまり、中性脂肪値が高いと動脈硬化を起こしやすいのです。

血中中性脂肪値は糖質を多く摂ると上昇します。糖質制限をすれば、中性脂肪値は大きく下がり、動脈硬化はほとんど起こらなくなります。

ニキビと頭皮湿疹（マラセチア毛包炎または脂漏性湿疹とも呼ばれる）に悩まされる人も多いと思います。「ニキビは脂っぽいものをたくさん食べるとできる」とほとんどの皮膚科医は言います。

しかし、これは間違い。

じつは、**ニキビも頭皮湿疹も糖質を摂ることが原因**なのです。


それは理由を知れば簡単に理解できます。

ニキビはアクネ菌という細菌が増え、頭皮湿疹はマラセチア菌というカビが増える疾患です。

糖質をたくさん食べて血糖値を上げていると皮膚の毛細血管からブドウ糖が漏れます。アクネ菌もマラセチア菌もブドウ糖を食べて増えています。

ニキビと頭皮湿疹は血糖値が高いことからできるということをご理解いただけたと思います。

アレルギーと自己免疫疾患については後で説明しますが、当然、アレルギーと自己免疫疾患も食べ物で作られる病気なのです。

## 子どもの発達障害や食物アレルギーは親が作っている

子どもは免疫が大人ほど発達していませんので、日常の食事以外にいろいろな薬を使っています。当然、薬が子どもの成長に影響を与えます。なかでも、抗生物質は子どもの成長の脅威です。

おそらく、「抗生物質は子どもの成長の脅威である」などと考える人はほとんどいないと思います。

抗生物質を飲んだ時、腸内フローラは攪乱されます。生息する細菌の種類も大きく減ります。

図16はこの変化を酪酸菌とビフィズス菌を中心に書いたものです。

## 図16　抗生物質による腸内フローラの変化

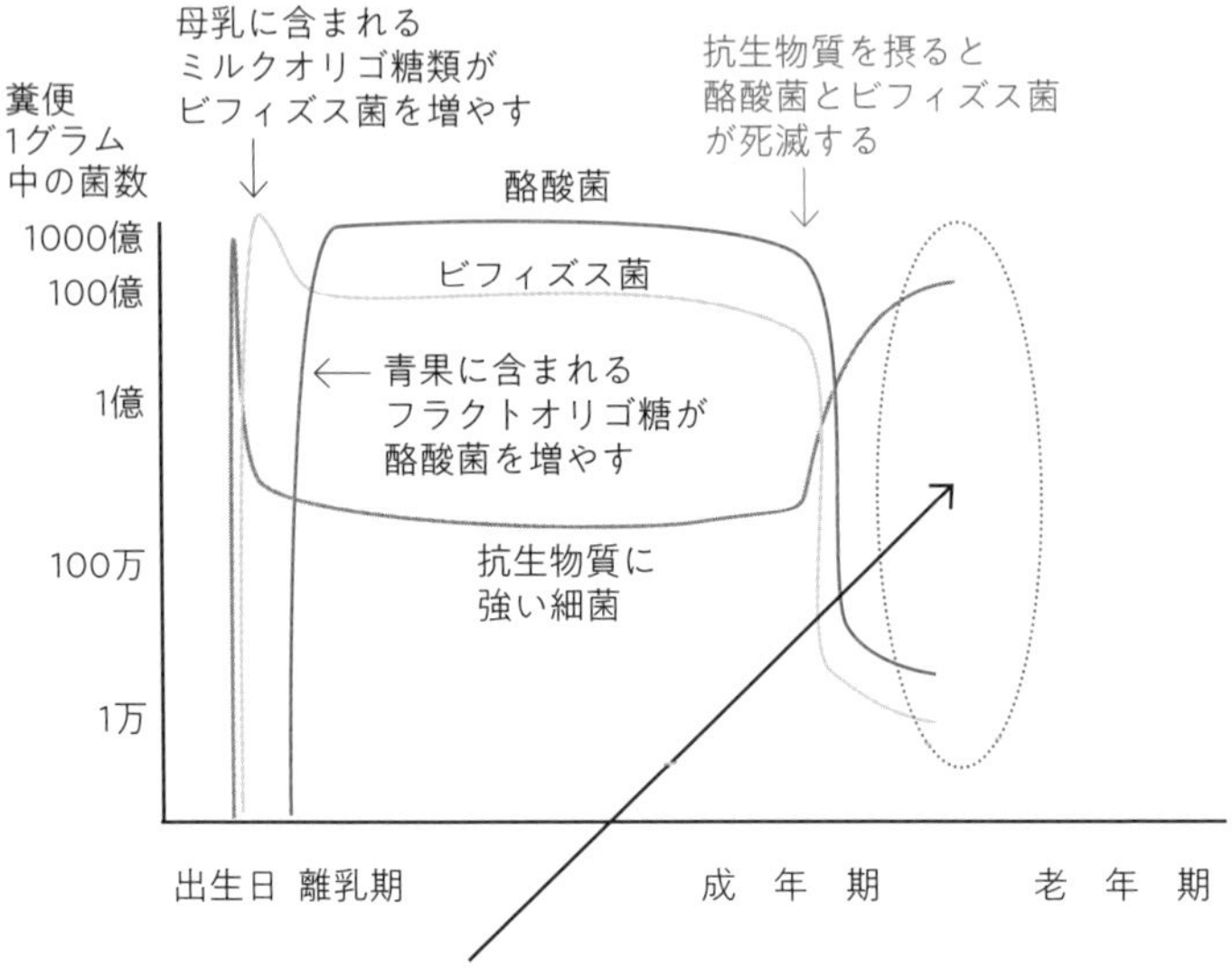


**この状態が続くと…**

- 花粉症・喘息・アトピー性皮膚炎・食物アレルギーなどの各種アレルギー
- 関節リウマチ・潰瘍性大腸炎などの自己免疫疾患
- 便秘と下痢
- うつ病などの精神疾患
- 自律神経失調症
- 睡眠障害
- 発達障害

**など体内の炎症が原因となる疾患が発症する**

抗生物質を摂ると、腸内フローラの攪乱により、花粉症、喘息、アトピー性皮膚炎、食物アレルギー、関節リウマチ、潰瘍性大腸炎、うつ病、自律神経失調症、睡眠障害、発達障害などが起こります。

もちろん、すべての人に病気が起こるわけではありません。病気になる人は運が悪いのです。

子どもの脳は3歳くらいまでに基本的な形が完成します。ところが、3歳になるまでに抗生物質を頻繁に飲むと、発達障害を起こすことがあります。

腸内フローラが悪くなると脳に炎症が起こります。炎症が起こると脳の発達の司令塔であるミクログリアが神経細胞を攻撃するようになり、脳の発達が邪魔されるのです。

食物アレルギーも増えています。これは皮膚に傷ができた時にそこから食べ物の成分が皮膚に入ることで起こります。

たとえ傷から食べ物が入ったとしても、頻繁に食べている物であれば大腸の酪酸菌が増えていると、第3章で説明した免疫寛容で食物アレルギーは起こりません。

抗生物質で攪乱された腸内フローラを持つお子さんには食物アレルギーが発生します。

お子さんを育てている方は、抗生物質は細菌感染によって38度以上の高熱が出た時だけ、飲ますようにしてください。

インフルエンザや風邪で飲ます必要はありません。扁桃腺炎、中耳炎などでも熱が出なければ抗生物質は不要です。

最も注意していただきたいのは、高熱が出て抗生物質を飲んだ後に、フラクトオリゴ糖を多く含む食べ物をたくさん食べさせることです。フラクトオリゴ糖を多く含む食べ物はゴボウ、ニンニク、タマネギ、ネギ、キクイモなどです。

悲しいことに、お子さんの発達障害、食物アレルギーは、お父さんやお母さんが作っていることが多いのです。

## 子どもの成績も食べ物が影響する

そもそも、子どもを頻繁に病気が襲うのはなぜなのでしょうか？

野生のトラやライオンが抗生物質を飲まなければ治らない病気に頻繁に感染していたら、彼らは滅びます。

人の子どもも、もともとは病気にならない体を持っています。

「そんなことはあり得ない」とおっしゃる方がほとんどだと思いますが、本当に**「子どもの体は強い」**のです。


人類は５０００年ほど前に農耕を始めました。それまで、根菜類、木の実、野草、小動物、魚介類、海藻、昆虫などを食べていました。

原始時代の子どもは糖質制限食を食べていたのです。血液のなかのブドウ糖が少なければ毛細血管からブドウ糖はもれません。すると、粘膜に付いた病原菌は増えることができません。

口の中では、虫歯菌も増えることができません。
原始時代の子どもは非常に丈夫だったのです。

子どもの成績が上がってほしいと考える人もほとんどだと思いますが、成績も親が食べさせているもので決まります。

子どもに糖質制限食を食べさせれば、血糖値の乱高下がなくなり、眠くなったり、お腹がすいてどうしようもなくなることがありません。一日中、集中力が上がり、その結果、成績が上がります。

『糖質制限で頭がいい子になる三島塾のすごい子育て』（三島学著、江部康二監修／かんき出版）の著者の一人であり、北九州市で塾を経営する三島学さんは、塾の子どもに糖質制限を実施しています。その結果、進学実績が上がり評判となりました。

三島塾はいまでは、東京と大阪に進出しています。

子どもを健康に育てるには、大腸の酪酸菌を増やすことが重要ですが、糖質制限することで、さらに、健康に賢く育てることができます。

## なぜゴボウを食べると花粉症が治るのか？

これまで説明してきたように、大腸の**酪酸菌**を増やせば、つぎの日に花粉症は治ります。

酪酸菌を最も効果的に増やす食べ物は？　そう、**フラクトオリゴ糖**です。

そのフラクトオリゴ糖を最も多く含んでいるものは、キク科植物の根ですから、キクイモ、ヤーコン、チコリの根などを食べるのが一番効果的です。

ゴボウもキク科植物ですが、キクイモなどに比べると含まれる量は少ないです。しかし、キクイモ、ヤーコン、チコリの根は簡単に手に入れることができる野菜ではありませんから、ゴボウを食べるのが現実的です。量は１日１本（１００グラム）です。

とはいえ、ゴボウを毎日１本食べるのも現実的ではないでしょう。お腹がいっぱいになりますから。

キク科以外の植物のニンニク、タマネギ、ネギにも含まれています。

現実的な分量として、**毎日、ゴボウを50グラム、タマネギを1／2個程度食べるようにしましょう。**

## 食物繊維はいろいろ──その違いを理解せよ

オリゴ糖は「整腸作用がある」「便通を改善する」としていろいろな種類が販売されています。

ここでは、その違いを説明します。

市販の、液体状で1kg500円程度の値段で売られているものは「イソマルトオリゴ糖」です。これは小腸で分解・吸収されますので、大腸の酪酸菌とビフィズス菌を増やしません。また、血糖値を上げる甘味料です。

糖が3～10個程度つながったものがオリゴ糖です。ガラクトースを含むものはビフィズス菌を増やしますが、酪酸菌はあまり増やしません。ガラクトオリゴ糖、乳果オリゴ糖、ラフィノース（ビートオリゴ糖）などがガラクトースを含むオリゴ糖です。市販の少し値段の高いものは、これら3種のオリゴ糖を主成分としています。

フラクトオリゴ糖は1個のグルコースと複数のフラクトースからできているオリゴ糖です。酪酸菌、ビフィズス菌、アッカーマンシア菌を増やします。

オリゴ糖とは異なりますが、難消化性デキストリンがトクホ食品、機能性表示食品として最もよく使われています。これはでんぷんを加熱分解したもので、酪酸菌を増やすという報告はありません。

レジスタントスターチ（難消化性でんぷん）も話題となることがあります。これはごはんや加熱したポテトを冷やすとできる分解しにくいでんぷんです。

さまざまなでんぷんを含む食品に含まれていますので、私たちは日常的に食べていますが、日常的に食べていてもアレルギーは治りませんので、酪酸菌は増えません。

植物に含まれる硬い繊維であるセルロースも大腸でほとんどが分解されます。これも私たちは日常的に食べていますが、アレルギーは治りませんし、酪酸菌は増えません。ペクチンはリンゴなどの果物の皮などに含まれている繊維。リンゴを煮て冷やすとゼリー状に固まりますが、これはペクチンによるものです。これも私たちは日常的に食べていますが、アレルギーは治らず、酪酸菌は増えません。

以上のように、**食物繊維として圧倒的に優れているのは、フラクトオリゴ糖**なのです。

## 〝おなら〟は健康のバロメーター

ここでは、〝うんち〟と〝おなら〟のお話をしたいと思います。

〝おなら〟が出るのを極端に嫌う人がいます。

食物繊維を食べると大腸でビフィズス菌、酪酸菌やプロピオン酸菌などが増え〝おなら〟が出ます。

〝おなら〟が多いということは酪酸菌が多いということですから、大変良いことです。

また、ビフィズス菌と酪酸菌が増えると〝おなら〟は悪臭を放ちません。臭くなければさらによい〝おなら〟です。

〝うんち〟は、「バナナのような形のものがよい」という人がいますが、これは、**間違い**です。

食べ物は胃で酸性になり分解され、小腸では中和されてから分解・吸収されます。

鉄、亜鉛、カルシウムなどのミネラルは主に十二指腸で吸収されますが、わずかに吸収されるだけで、ほとんどは大腸にいきます。

大腸では食物繊維を利用して酪酸菌やビフィズス菌が増えますので、酸が作られて酸性になります。鉄、亜鉛、カルシウムなどは酸性が強くなれば溶けます。これらのミネラルは大腸では簡単に吸収できるのです。

大腸細胞が元気であれば、ミネラル、ビタミンなどを吸収しますが、同時に水を吸いますので〝うんち〟は硬くなります。〝うんち〟が柔らかいというのは、吸収が悪いということです。少し硬い〝うんち〟が理想的です。

フラクトオリゴ糖などをたくさん食べて酪酸菌を増やせば〝うんち〟は硬めになります。

## 食べられる細菌と腸内フローラ

微生物は原核生物である「細菌」と真核生物である「菌類」「原生動物」に分けられます。真核生物は染色体を持つ生物で、私たち人間も真核生物です。菌類は別名カビ・キノコと呼ばれます。

人間はカビ・キノコに近い生き物です。ゾウリムシなどは原生動物に属しますが、人間に近く、細菌は私たちやゾウリムシとはかけ離れた生き物です。

微生物の中で、私たちは細菌とカビ・キノコをよく食べます。カビ・キノコは毒素を作らないものは食べられます。

細菌は細胞の表面の細胞壁が薄いものがグラム陰性細菌と呼ばれ、厚い種類がグラム陽性細菌と呼ばれています。

グラム染色という染色法で区別しますが、この染色法は19世紀の終わりごろにハンス・グラムという人により開発され、1日に1回しか分裂しない結核菌を染色するために開発されたものです。1日に1回しか分裂しないと、培養によってその存在を確認するのに1か月以上かかります。

細菌で食べられるものはグラム陽性細菌です。ただし、毒素を作るグラム陽性細菌は食べられません。食べ物にグラム陽性細菌だけが増殖した場合、人は悪い臭いだと判断しません。これは「発酵」と呼ばれます。

これに対してグラム陰性細菌が増殖した場合は、「腐った」と言います。不快なにおいを放ちます。この嗅覚による「発酵」と「腐った」の判断能力は本能です。

グラム陰性細菌のほとんどがリポ多糖（ＬＰＳとも呼ばれる）というものを生産し、リポ多糖は毒性があり、大量に食べるとお腹が痛くなります。

土、海、川には毒を持っているグラム陰性細菌は、グラム陽性細菌よりはるかにたくさん生息しています。

ところが、大腸内にいる細菌はグラム陽性細菌がほとんど。

**大腸は腸内フローラを巧みにコントロールしています。**

## 知れば一生の得──最高の体調を維持する食事法

ここまで読んでこられた方は、お解りだと思いますが、最高の体調を維持する方法は、**「フラクトオリゴ糖をたくさん食べて大腸の酪酸菌を増やし、糖質制限を行う」**ことです。

「いつもリラックスできる」
「体の疲労感、痛み、痒みがなくなる」
「肌の湿疹やニキビができない」
「肌のシミ、シワができない」
「ぐっすり眠れて、目覚めがよい」
「傷が腫れなく、すぐ治る」
「虫に刺されても腫れない」
「記憶力がよくなる」
「体重が適正に保たれる」
「目の疾患（緑内障、白内障、黄斑変性）、耳の疾患（難聴）などに悩まされない」
「高血糖、高血圧、高脂血症などに悩まされない」
「一日中、空腹感を感じない」

といった生活を手に入れることができます。

# 第6章

# フラクトオリゴ糖で
# うつも治る

# フラクトオリゴ糖とは何か？

フラクトオリゴ糖（図17）は砂糖（ブドウ糖と果糖がつながった2糖）に果糖（フラクトース）が1個から10個程度ついた糖です。果糖が50とか100とか大量についたものはイヌリンと呼ばれます。

大腸で酪酸菌を増やす力が強いものは果糖の数の少ないものです。

第5章では「酪酸が増えるとアレルギーと自己免疫疾患がすぐに治る」とご紹介しましたが、みなさんはまだその証拠を見ていません。

フラクトオリゴ糖をたくさん食べると大腸で酪酸菌が増えることについて、たくさんの論文が発表されています。これは間違いのない事実です。

それでは「酪酸菌が増えるとアレルギーと自己免疫疾患が治る」ことを、どう証明したらよいか。

図17 フラクトオリゴ糖の構造

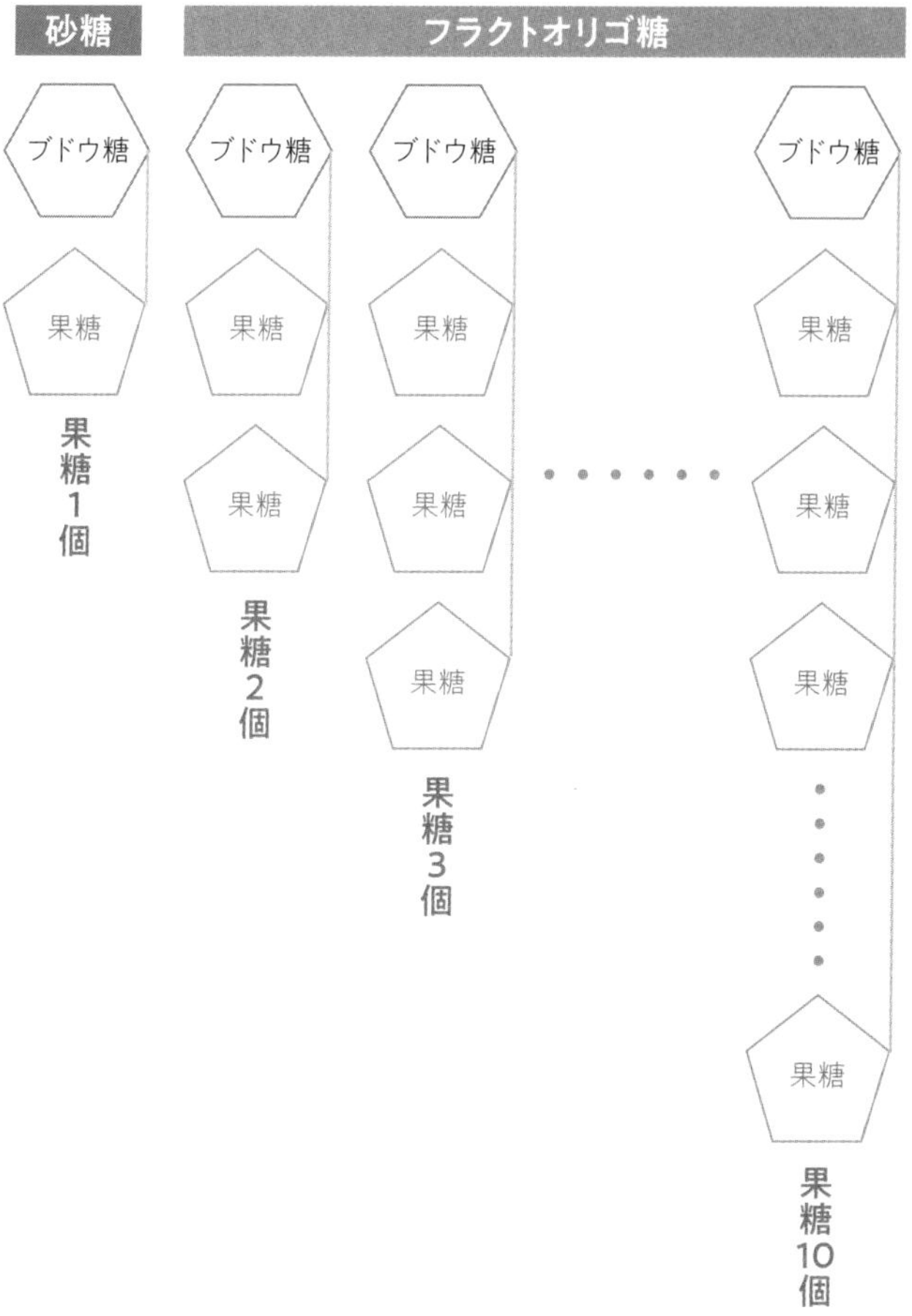

この真偽を確かめるため、私は経営するカフェ500でフラクトオリゴ糖を「長沢オリゴ」という商品名で販売して人体実験を行いました。

本格的な販売は2018年10月から。すでに、2018年1月から近隣の人だけに販売をしていて、アレルギーと自己免疫疾患に効くことを確かめてありましたが、ネット販売を始めたのです。

すぐに、近隣の方からの口コミで全国に伝わり、北海道から沖縄までの多くの人が使うようになりました。

使用者には、「なんの目的で、どうなったか」を可能なかぎり聞き取りしました。

本章で説明するのは、その聞き取りの結果です。

最終的に私は、**「酪酸菌が増えるとアレルギーと自己免疫疾患とその他の多くの不調が改善する」**と結論づけたのです。

私は学者ですので、数千人の人体実験と聞き取りという科学的でない方法では問題があることは知っています。

しかし、病気や体調不良を持つ人にとっては、治ればよいだけです。
私も、科学論文を書くわけではありません。
ただ一人でも多くの病気や体調不良を治したいだけなのです。

## 100の病気が治った

フラクトオリゴ糖を摂ると、つぎのような体の変化が起こります。その体の変化によって改善される症状も記載します。

### 1. 酪酸は、体の炎症を抑える

改善される症状：花粉症、アレルギー性鼻炎、喘息、アトピー性皮膚炎、蕁麻疹、食物アレルギー、ペットアレルギー、光線過敏症、金属アレルギー、寒暖差アレルギー、痔、関節リウマチ、潰瘍性大腸炎、うつ病、パニック障害、自律神経失調症、

睡眠障害、過敏性腸症候群、肌のシミ・シワの抑制、虫刺されによる腫れの抑制

**2. 酪酸は、大腸と回腸からインスリンを放出させるホルモンGLP－1を放出させる**

改善される症状：糖尿病

**3. 酪酸は、大腸細胞のエネルギー源になって大腸細胞を元気にする**

改善される症状：便秘、下痢、骨粗しょう症

**4. 作用はわからないが、改善される症状または作用**

肌水分が上がりつるつるになる、血流をよくして冷え症を改善、記憶力がよくなる、目覚めがよくなる、血管が太くなる、風邪やインフルエンザになる回数が減る

# 認知症の予防につながる

最も多い４つの認知症（アルツハイマー型、レビー小体型、脳血管性、前頭側頭型）は、老化によって脳の血管の血流が悪くなることが根本原因です。

フラクトオリゴ糖は血流を良くします。また、空腹時に回腸と大腸からＧＬＰ－１というホルモンを放出、膵臓から微量のインスリンを放出させて血糖値を下げます。血糖値が低い状態でインスリンは脳の毛細血管から脳内部に入り、海馬の神経幹細胞を分化させて記憶細胞を増やします。

反対に高血糖は酸化ストレスとなり、脳の毛細血管にダメージを与えます。認知症予防では酸化ストレスを減らす糖質制限も同時に行うとさらに効果的です。

カフェ５００のお客さんで、大脳の萎縮が進んでおらず認知機能が低下している方がいました。**フラクトオリゴ糖の摂取と糖質制限に取り組んだ結果、１か月ほどで認知機能は大幅に改善しました。**

認知症は老化現象ですので、予防は難しいですが、体が衰える前に脳が衰えるのは避けたいものです。

**フラクトオリゴ糖を摂って大腸の酪酸菌を増やすと、認知機能の低下を防げます。**

## 女性の肌がどんどん若返った

カフェ500のお客さんが、フラクトオリゴ糖を摂り始めると、2回目に買いにくる時には若返って見えるようになります。何回か買いにくるころには見違えるほど若返ります。

あるお客さんは「エステで肌水分量を測ったら、びっくりするほど上がっていた」とおっしゃっていました。

別のお客さんは「最近、朝起きて鏡を見ると肌がきれいになっているので、鏡を見るのが楽しみになった」とおっしゃっていました。

肌に紫外線があたると炎症が起き、それがシミやシワになります。また、アレルギーがあると、肌はがさがさになります。酪酸菌は肌の炎症とアレルギーを抑えます。

私の店カフェ500は、以前はレストランをしていました。レストランでは皿洗いを毎日2〜3時間行っていました。私はアトピー体質ですから、肌はがさがさになりました。

ところが、フラクトオリゴ糖を摂るようになってから肌はいつもつるつるです。水を撥くので肌はまったく荒れないようになりました。

それからというもの、シミも新しいものはできていません。

## 関節リウマチ、潰瘍性大腸炎は予防が大切

関節リウマチ、潰瘍性大腸炎などの自己免疫疾患は日本では150万人以上います。

米国では約850万人で、その80％が女性です。

カフェ500のお客さんにも関節リウマチと潰瘍性大腸炎の人はたくさんいますが、フラクトオリゴ糖を摂ると痛みや潰瘍はすぐによくなっています。

しかし、完全にはよくなっていないようです。

第2章で書いたように、自己免疫疾患は1950年以前にはほとんどなかった病気です。

自分の免疫が自分の組織を攻撃するのですが、こんなことは本来ないことです。抗生物質が腸内フローラを攪乱すると免疫が攻撃するようになるのです。

私たちの体の免疫は自分の細胞を攻撃しないようになっています。それなのに、こんなに多くの人が自己免疫疾患になっている。何か矛盾があります。この病気の本当の原因はなんなのでしょうか？

私は、腸内フローラのアッカーマンシア菌が鍵を握っていると思います。もちろん、酪酸菌も重要です。

なんらかの物質が腸などから体に入り込んで、これがくっついた細胞が攻撃されると推定するしかありません。

糸球体腎炎、ギランバレー症候群などの感染症が引き金となって起こる自己免疫疾患がたくさんあります。これらは、自分の細胞に感染した細菌がつくことによって攻撃されるのです。

おそらく、関節リウマチなどの自己免疫疾患患は**リーキーガット**（腸もれ）が原因だと思います。

私たちの大腸は、ふだんは栄養物となる小分子しか吸収しませんが、リーキーガットという状態（図18）になると巨大分子が体に入ります。

じつは、リーキーガットは頻繁に起こっています。毒性のあるものや病原菌が大腸に入った時、大腸は細胞のつながり（タイトジャンクション）をゆるめて、血液から大量の水を放出し、下痢を起こして排出するのです。

下痢以外ではリーキーガットは起こりませんが、抗生物質などで腸内フローラが攪

図18　リーキーガットが起こると
巨大分子や細菌までが血管に侵入する

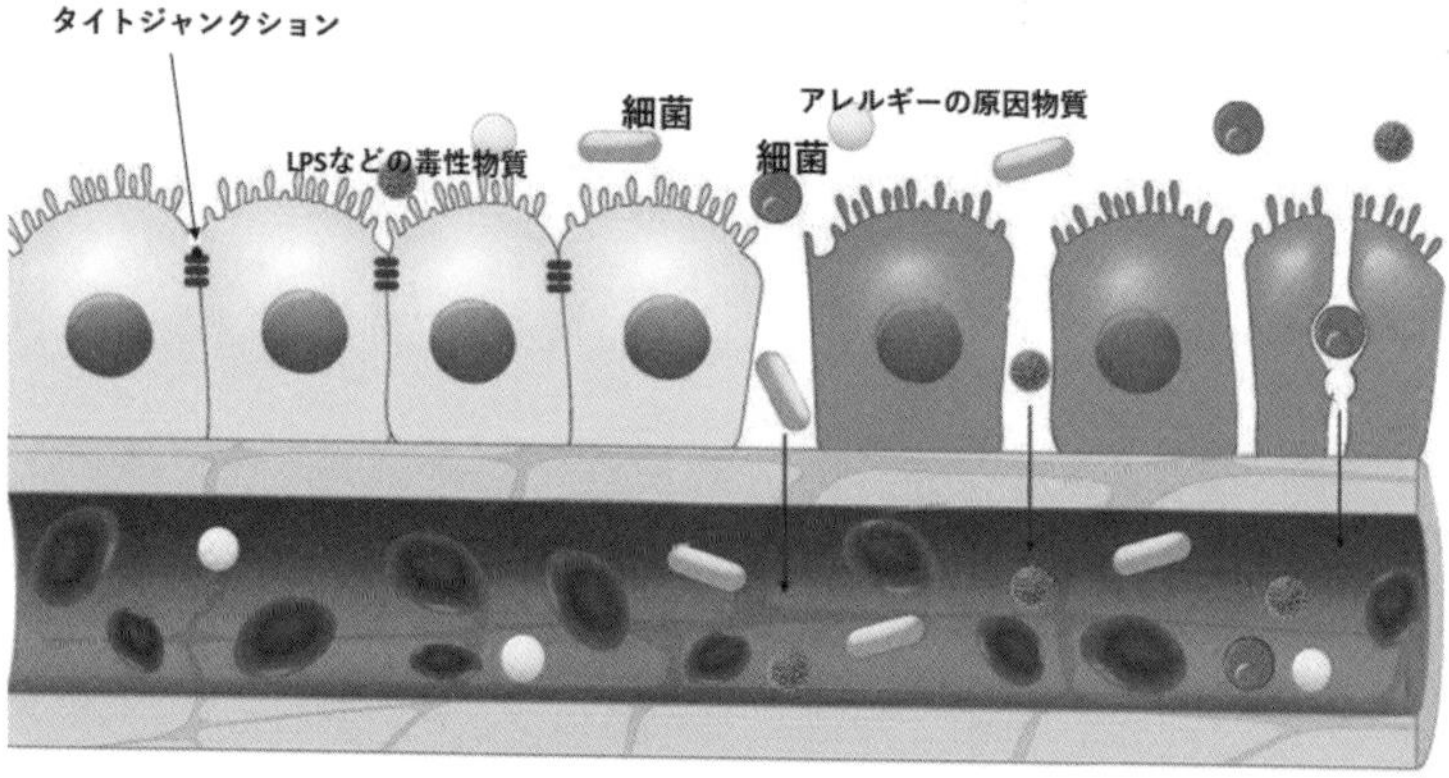

乱された時に起こります。

リーキーガットを防ぐのは酪酸菌と大腸の表面で増殖するアッカーマンシア菌です。

ですから、私は、フラクトオリゴ糖を摂っていれば、リーキーガットを防ぎ、自己免疫疾患の発症を予防できると考えています。

女性の方は、ぜひ、フラクトオリゴ糖を摂ることを習慣にしてください。

## 免疫力をアップするとがんになりにくい

カフェ500のお客さんのほとんどの方が、「フラクトオリゴ糖を摂るようになってから風邪をひかなくなった」とおっしゃいます。

また、「インフルエンザを予防するというヨーグルトを食べていたが、インフルエンザになってしまったので、フラクトオリゴ糖を摂ることにしました」という方もいました。

大腸の酪酸菌を増やすと免疫力が上がると言われています。

私は生まれてから一度もインフルエンザになったことはありません。東大に勤めていたころは、となりにインフルエンザの学生がいっぱいいました。それでもインフルエンザになりませんでした。

インフルエンザにならないのは、私の体質でしょう。

また、50年くらいの間、風邪で熱を出したこともありません。

さらに、この50年ほど、1年に1～2回、2～3日間、咳が出たり痰が出たりしていましたが、**フラクトオリゴ糖を摂るようになってからというもの、2年近く咳も痰も出ません。**

**私は、大腸の酪酸菌を増やせば、かなり免疫力が上がると思います。**

免疫力が上がれば、がんの予防ができます。

がんは慢性炎症で起こるという説があります。酪酸菌が増えればすべての炎症を抑えますので、がん予防に有効でしょう。糖質制限もがん予防に有効ですので、おすすめです。

がん細胞はブドウ糖だけを食べます。糖質制限するとエネルギー源としてケトン体というものを使うようになります。ケトン体ではがん細胞は増えません。

糖質制限はがん細胞の活性を抑えます。

さらに、免疫力を上げる**ビタミンD**のサプリメントを毎日50マイクログラムほど摂れば強烈にがん細胞を抑えることができます。

## 記憶力を上げて物忘れをなくそう

「フラクトオリゴ糖を摂っている方は記憶力がよくなっている」とお伝えしたいところですが、お客さんに記憶力テストをするわけにはいかないので、断言ができません。

しかし、これだけは言えます。

「私は、東大教授をしていた時より、はるかに記憶力がよくなっています」。

記憶は脳の海馬という領域で作られ、信号が前頭葉に送られて長い間保存されます。当然、海馬や前頭葉の神経細胞はだんだん死滅して少なくなります。

ところが、脳の中で海馬の細胞だけは増えるのです。海馬を増やすシグナルを出すのはインスリンです。ですから、記憶力をよくするにはインスリンを脳に入れなければなりません。

インスリンは血液中を流れますが、血糖値が高いと脳に入りません。

したがって、記憶力をよくするには血糖値を下げた状態を維持すればよいのです。

ここで、矛盾があります。じつは、血糖値が低い時はインスリン濃度は低くなってしまいます。

そこで、低血糖の時に少量のインスリンを放出させる必要があります。このホルモンが小腸の回腸と大腸から分泌されるGLP–1なのです。

酪酸菌はGLP–1を放出させますので、記憶力がよくなります。

したがって、人の名前が思い出せないなどということは無くなります。

ただし、当然、一日中血糖値を下げておいた方がよいので、同時に糖質制限もしてください。

## つらかった痔が治った！

私は東大教授をしていたころ、常に肛門の周りが赤く腫れ、歩くのが痛くてたいへんでした。便を拭いてもきれいに取れず、赤くただれるのです。

便を拭いてもきれいにならないので、温水シャワーを使うのですが、これで、肛門の周りはさらにひどく腫れるのでした。

これは痔です。痔は肛門の周りに炎症が起こること。日本人の３人に一人が痔で悩まされています。

東大教授をしていたころは、ごく一般的な食事をしていました。もちろん、ヨーグルトは体によいと考えて、無糖なものを毎日のように食べていました。

ごく普通の生活で健康によいものを食べていましたが、常に軟便でした。軟便だと肛門の周りに炎症ができます。

ところが、どうでしょう。およそ2年前に**フラクトオリゴ糖を摂り始めてからは、軟便はおろか下痢すらありません。もちろん、便秘もありません。**

痔もすぐに治りました。いまでは、トイレットペーパーで拭く必要がないくらいです。

酪酸菌が炎症を抑える効果はすごいのです。

## 深い眠りで睡眠の質がアップする

熟睡を指南する本はたくさん出されています。西野精治教授の『スタンフォード式最高の睡眠』（サンマーク出版）はよく売れています。

これらの本には、

「朝日を浴びる」

「夜はスマホを使わない」

「寝る1時間半前に入浴する」

など、当たり前のことが書かれていますが、他によい方法はないのでしょうか？


答えは「あります」です！

**フラクトオリゴ糖を摂れば、脳の炎症がなくなり、すぐ眠れ、熟睡できるようになります。**


睡眠障害はストレスなどによる脳の炎症なのです。

フラクトオリゴ糖を摂っているほとんどの方が、

「朝まで起きなくなった」

「ドラマを見ていると寝てしまって、最後まで見られなかった」

「熟睡できるようになった」

「睡眠薬を飲まなくても眠れるようになった」

などと言います。

「フラクトオリゴ糖には睡眠薬が入っているのですか？」

と聞かれた時にはびっくりしました。

安心してください。フラクトオリゴ糖を摂っても日中に眠くなることはありません。

**大腸の酪酸菌を増やしておくと、1日中リラックスできて、気分よく過ごせます。そして気分がよいまま夜をむかえ、熟睡するのです。**

## 薬を使わずにうつが治る

うつはストレスや感染などによって脳に炎症が起こることが原因。さまざまな体内の炎症性サイトカインの量が増えることによって、引き起こされます。

じつは、うつは、ホルモンの一種であるセロトニンが増えることで治ります。

セロトニンとは別名「幸せホルモン」と呼ばれていて、うつ治療のターゲットになっているホルモンです。


セロトニンが減ることによってうつ症状が出て、逆にセロトニンの量が増えればうつは治る、というメカニズムです。

セロトニンは人間の中で生成できる物質で、たとえば、朝日を浴びるだけで脳の中にセロトニンが生成されます。

そのセロトニン作用を上げる薬として、抗うつ薬（向精神薬）の投与が一般的ですが、向精神薬は非常に危険です。

向精神薬の投薬を続けていくことでシナプスが破壊されていき、自殺する時の恐怖心がなくなっていきます。

日本で年間2万人を超える自死者のうち、うつ病の占める割合は高く、30代、40代の自死者のほぼ１００％が、向精神薬を飲んでいるのです。

また、向精神薬は統合失調症を患う危険性も秘めています。

そこでおすすめしたいのが、酪酸菌です。

酪酸菌は継続的にセロトニンを増やすことができるので、フラクトオリゴ糖を摂ることでうつ改善効果が持続するのです。

## 骨粗しょう症を素早く改善する

骨密度が20~44歳の人の平均の70%以下の人は骨粗しょう症と診断されます。骨粗しょう症の人は約1300万人と言われ、その80%が女性です。

骨粗しょう症になると、骨折が起こりやすくなります。骨折の起こりやすい場所は、脊椎、大腿骨、肩、手首です。

特に足のつけ根の大腿骨が折れると寝たきりになり、認知症につながると言われています。

脊椎の骨折は圧迫骨折で椎骨がつぶれます。その結果、背が低くなったり、腰が曲がったりします。腰痛も起こることがあります。

脊椎が骨折すると、見るからに老人になったように見えます。

おそらく、ほとんどのみなさんが骨密度を上げたいと思っているでしょう。

骨密度を上げるために、「カルシウムを多く摂るのがよい」と考えている人が多いですが、これは間違いです。

カルシウムを多く摂っても、血中濃度を一定に保つ機能があるため、腸ではほとんど吸収されません。

骨に衝撃を与える運動をすると、新しい骨芽細胞が増え、カルシウムの血中濃度が下がり腸から吸収されます。

ですから、カルシウムをたくさん摂ることより、骨に衝撃を与えるジャンプ、ジョギングなどの運動が重要なのです。

ビタミンDとビタミンKを多く摂ることは、カルシウムを摂ることより重要です。ビタミンDはカルシウムの吸収や輸送を行い、骨を固くする作用（石灰化）もあります。ビタミンKも骨を固くする作用があります。

ビタミンDは毎日太陽光に数時間あたれば十分量ができます。魚、キノコ、卵などに含まれますが、これらからはせいぜい1日10マイクログラム程度しか摂れません。ビタミンDを50マイクログラム程度サプリメントで補うことをおすすめします。

ビタミンKは緑色の野菜、海藻、納豆に含まれています。特に、納豆には大量に含まれています。納豆には納豆菌が増殖していますが、この菌は呼吸（エネルギー生産）するためにビタミンKを大量に作ります。

骨粗しょう症になってしまうと、骨を破壊する反応（骨吸収）を抑えるビスホスホネートという薬、ビタミンD、ビタミンKが処方されます。

これが標準的治療法ですが、これでは骨密度はなかなか改善されません。

ところが、どうでしょう。**骨密度が低いということで、治療を受けている人たちがフラクトオリゴ糖を摂っていると6か月～1年で治ってしまうのです。**

私は、骨は3年とか5年経たないと再生しないと考えていましたので、これは驚きです。

フラクトオリゴ糖を摂って大腸の酪酸菌が増えると大腸は酸性になります。酸性になるとカルシウムは溶けます。溶ければ簡単に吸収できます。

じつは、フラクトオリゴ糖が骨粗しょう症を改善するという論文はたくさん報告されています。

骨粗しょう症が気になる人は、病院に行く必要はありません。フラクトオリゴ糖を摂っていればよいだけです。

## 便秘に悩まない生活を過ごそう

日本人のおよそ3割が便秘と感じています。女性の方が多く10代後半から、男性は60歳過ぎから急増します。

便秘を起こす病気の代表が**過敏性腸症候群**です。過敏性腸症候群は便秘と下痢を繰り返し、腹痛を起こすのが特徴です。原因は、ストレスなどさまざまあり、詳しくわからないケースも多いようです。

大腸がんや自己免疫疾患のクローン病で大腸がつまると便秘になります。また、糖尿病、パーキンソン病などでも便秘になります。向精神薬、抗がん剤などの薬でも便秘は起こります。

薬や病気も便秘の原因になりますが、私たちの便秘の大部分は、病気や薬で起こるものではありません。

日本では便秘の治療にセンナなどの刺激性下剤が多用されてきました。ところが、これを飲むと腹痛が起こります。また、長期間使っていると大腸が動かなくなります。

２０１７年の女性のがんで死因第1位は大腸がんです。

女性は便秘が多いから大腸がんが多いのも当然だ、と考えるかもしれませんが、それは、間違いです。

便秘と大腸がんはまったく関係がないことが明らかとなっていて、急増している潰瘍性大腸炎や刺激性下剤の使用が、大腸がんの増加の要因であると考えられています。**刺激性下剤は絶対に飲まないでください。刺激性下剤はドラッグストアでも販売されていますので気をつけてください。**

最近は、浸透圧性下剤と呼ばれる酸化マグネシウムがよく使われています。これは、副作用の心配はほとんどありませんが、血中マグネシウム濃度が高くなることがあります。

刺激性下剤と酸化マグネシウムは市販されていますので、一般的にはほとんどこれらを使っています。

病院に行けば上皮機能変容薬や胆汁酸トランスポーター阻害薬なども処方されることがありますが、これらの処方薬は強制的に下痢を起こすものです。あまり、使いたくないものです。

便秘について、いろいろと説明してきましたが、**便秘の改善で最も効果があるのは運動です。**

特別な運動をする必要はありません。日常の仕事、家事、買い物で体をよく動かせば便秘は改善されます。

私は自動車を持っていないため、買い物は自転車か歩いて行きます。買い物だけでも十分よい運動になります。

運動にプラスして、フラクトオリゴ糖を摂って酪酸菌を増やせば、さらに便通はよくなります。

ただし、大腸の酪酸菌が増えると大腸が元気になって便が固くなることを忘れないでください。心配ありません。便が固くなっても便秘にはなりません。

## 血流がよくなって劇的に健康になった

フラクトオリゴ糖を摂っている人は、

「冷え症がよくなった」

「かかとのがさがさがなくなった」
「血管が太くなった」
「肌がつるつるになった」
などと言います。

これは、**血流がよくなった**ことが原因なのですが、じつは大腸の酪酸菌が増えると血流がよくなるメカニズムはよくわかっていません。

冬の肌荒れはなくなり、食器洗いが楽になり、手も足も顔も若がえったようになる。

フラクトオリゴ糖を摂って酪酸菌を増やすことで、このような驚異的な変化を起こします。

## 「ピンピンコロリ」に近づける

腸内フローラの研究で有名な辨野義己博士は『100歳まで元気な人は何を食べて

いるか？』（三笠書房）で、「100歳まで元気で長生きしている人の便は酪酸菌を大量に含んでいる」と書いています。

辨野博士は非常に多くの健康な百寿者の便を日本全国から集め、腸内フローラの分析をしました。

その結果、百寿者は全員、大腸の酪酸菌が多いと言うのです。

東北大学名誉教授の近藤正二博士は、1935年ごろから35年間にわたって、日本全国の長寿村と短命村で食べているものを徹底的に調べ、著書『日本の長寿村・短命村——緑黄野菜・海藻・大豆の食習慣が決める』（サンロード）にまとめました。

現在では、全国にファミリーレストランやファストフードの店があるので、食べているものが地域で違うことはほとんどありませんが、80年ほど前には村々で異なる食習慣を持っていましたので、長寿村と短命村という分け方ができたのです。

近藤博士は、

「長寿村では、野菜、海藻、大豆をたくさん食べ、動物性タンパク質は少ない」

「短命村では、米をたくさん食べている」

と結論づけました。

ダン・ビュイトナーは世界の長寿村の食事と生活を調べ、『ブルーゾーン　世界の100歳人に学ぶ健康と長寿のルール』（ディスカヴァー・トゥエンティワン）を執筆しました。

ビュイトナーは、

「長寿村では、野菜、ナッツ、豆類をたくさん食べ、動物性タンパク質は少ない」

と結論づけています。

近藤博士とビュイトナーの結論はほぼ同じです。**野菜とナッツ、豆類をたくさん食べることが健康な百寿者を作るのです。**

野菜、ナッツ、豆類は大腸の酪酸菌を増やしてくれます。

**フラクトオリゴ糖を摂って酪酸菌を増やせば、「ピンピンコロリ」に近づけるのです。**

## 誤解だった！　健康食品の嘘

明治大学科学コミュニケーション研究所というサイトは、市販のサプリメントの有効性を評価しています。

このサイトではそれほど多くのサプリメントを調べているわけではありませんが、ＥＰＡとＤＨＡは作用の有効性があり、ヒアルロン酸、グルコサミン、コラーゲン、コエンザイムＱ10には作用がないと評価しています。

私も市販のサプリメントにはほとんど有効なものはないと考えています。これらの有効性のないサプリメントを大手企業が堂々と販売していることは驚きです。

つぎに、健康によいとされる菌などを添加しているサプリメントについてまとめます。

**乳酸菌サプリ：**乳酸菌（ラクトバチルス）を添加しても胃でほとんどが死滅します。生き残ったものは小腸や大腸で増殖することはありません。健康に対する効果はまったくありません。

**ビフィズス菌サプリ：**ビフィズス菌も胃でほとんどが死滅します。生き残ったものは大腸で増殖できますが、もともと大腸には1グラムあたり10億個以上のビフィズス菌が生息しています。摂る意味はありません。ビフィズス菌は酪酸菌に比べて非常に少ない細菌です。これを少し増やしても便通を改善する程度の効果しかありません。

**納豆菌サプリ：**納豆菌を添加しているサプリメントもありますが、まったく意味がありません。「納豆キナーゼが血液をさらさらにする」と宣伝する会社もありますが、納豆キナーゼはタンパク質です。小腸でアミノ酸に分解されます。血流に入ることはありません。

**乳酸菌生産物サプリ：**乳酸菌生産物質という怪しいサプリメントがあります。乳酸などが含まれているものと推測されますが、乳酸などを食べても小腸で吸収されますので、大腸に対する影響はありません。

**酪酸菌と短鎖脂肪酸サプリ：**酪酸菌と短鎖脂肪酸を添加しているサプリメントがあります。添加されている酪酸菌は胃では死にませんが、大腸に送られてもエサがなければ増えません。短鎖脂肪酸はおそらく酪酸を主成分としていると思われますが、これらの短鎖脂肪酸も小腸で吸収されてしまいます。摂る意味はありません。

最後に、繰り返しになりますが、**ヨーグルトには何の健康効果もありません。**

## オリゴ糖食品の真実

「カフェ500で売っているフラクトオリゴ糖は、食品スーパーで売っているオリゴ糖とどのような違いがあるのか？」

という質問を頻繁に受けます。

「市販のオリゴ糖は甘味料であり、整腸作用は弱いかほとんどない」

というのが、私の答えです。

１kg５００円くらいで売られている「オリゴ糖」はイソマルトオリゴ糖を固形分の約50％含みます。残りはブドウ糖／果糖などの甘味成分です。血糖値を上げて生活習慣病を促進します。

イソマルトオリゴ糖は胃や小腸で分解され、ほとんどがブドウ糖として吸収されます。これは整腸作用ほぼゼロの甘味料です。

どこのスーパーでも「北海道てんさいオリゴ」という商品が売られていますが、これはオリゴ糖であるラフィノースを固形分の約10％含み、残りの90％はブドウ糖／果糖などの甘味成分です。これもほぼ甘味料で、整腸作用は期待できません。生活習慣病を促進します。

「オリゴのおかげ」という商品もどこのスーパーにも売られています。これには、オリゴ糖である乳果オリゴ糖が固形分の約40％含まれており、残りの60％はブドウ糖／果糖などの甘味成分です。

乳果オリゴ糖の量が多いので、ビフィズス菌が増加すると考えられます。しかし、糖質が多いので血糖値が上がり、生活習慣病を促進します。

スーパーで売っている「〇〇オリゴ糖」は、すべて甘味料なのです。

## 現代の食生活でフラクトオリゴ糖を十分摂るのは難しい

現代の日本人は米を中心とした食事を摂っています。

米、特に精米した白米にはビタミンやミネラルがほとんど含まれていません。もちろん、フラクトオリゴ糖も含みません。

炊いたごはんを食べると、カロリーが高く、人によってはごはんだけで1日に1000キロカロリー以上摂ることになります。

米は糖質を75％含んでいます。ごはんなどの糖質過剰な食べ物を中心に食べると、フラクトオリゴ糖を含む根菜類や葉物野菜をたくさん食べることができません。

さらに、現代の日本人は肉、卵、魚などのタンパク質を多く含む食品を好みます。肉、卵、魚をたくさん食べるとますます根菜類、葉物野菜が減ります。

コンビニやスーパーで売っている弁当には、野菜がほとんど入っていません。野菜以外のほうが人気があるからです。野菜やサラダだけがおかずで入っている弁当を買う人は少数でしょう。

現代の日本人が摂っているフラクトオリゴ糖は1日1～3グラム程度です。

私は、1日10グラムは摂ってほしいと思いますが、現代の日本人の食生活では難しいようです。

第7章

# 酪酸菌は戦争も防ぐ

## 東大では、毎日麻雀ばかりやっていた

私は、静岡東高校から1浪し、東大理科Ⅱ類（生物系の学部）に入学しました。

しかし、入学から2か月目、私は授業に失望しました。教授は生徒に背を向け、90分黒板に書くだけでまったく面白くなかったのです。

期待を持って他の授業をとってみたところ、ほとんどの教授はやりたい授業を学生不在でやっているだけ。

既に本に書かれている知識だけを教える授業に幻滅し、同じ思いを抱いた同級生を誘って、近くの雀荘に通っていました。

やがて、学問は新しいことを明らかにすることが王道だという思いに至り、大学院に進学し、微生物の研究を始めました。研究するならば未知の世界を勉強したいと思い、微生物に興味を持ったのです。

微生物は本当に不思議な働きをしています。目に見えないけれど、人間の体の中に生まれた時から宿り、共存し、私たちの体を健康にしてくれたり、病気にしたりします。

さらに、視野を何千万倍に広げると、地球の浄化にも役立っています。

この目に見えない存在が、私たちの命に、そして、地球全体の存在にまで、根底から関わっているのです。

ですから、微生物を研究することは、人間の健康も作り出し、地球そのものを救う研究にもつながると考えているのです。

## 大学院で教授のイジメ、実験台もデスクもなし

私は上司に対しても言いたいことを何でも言う性格です。それが災いしたか、大学院では教授のイジメにあいました。

修士課程までは普通の机と実験台が与えられましたが、博士課程では、ガラス器具

の洗浄室と建物の屋上にあるドラフト室で過ごす毎日。ドラフトは有機溶媒を使用する時に、溶媒が空気中に揮散しないように強力に吸い込みながら作業をするチャンバーで、オウム真理教がサリンを作る時に使ったものです。

とても、研究ができる環境ではありませんでしたが、幸いにもよく引用されるような論文を発表できました。

博士課程を卒業すると、米国イリノイ大学の博士研究員となり、ここでもたまたま良い研究ができ、3年後に富山大学の講師、4年後には助教授、9年後には東大の助教授になりました。この間、私をサポートしてくれる上司はいませんでしたから、運にも恵まれました。

しかし、私は研究の目標を立てると数年後には実現させる能力があると自負しています。また、社会の将来を見通す能力もあります。

東京大学を退職して名誉教授となって、私は目標を作りました。

それは**「すべての病気を食べ物で治す」**という目標です。

# 日本で最もアレルギー治療を熟知

現在は、名誉教授になってからの目標「すべての病気を食べ物で治す」をほとんど達成しています。

東大教授の時にアレルギーについて詳しくは勉強していませんでしたが、「何も知らないから治すことができるようなった」のです。

たった一つの解決の糸口、

**「抗生物質がアレルギーをつくった真犯人で、腸内フローラを撹乱した」**

**「それをどうして元に戻すことができるか、簡単な手法は何か」**

について、考え続ければ、解決策はすぐに見つかります。

もちろん、この仮説が筋違いであれば、永久に解決策は見えてこないのです。

もう一つ知っていることがありました。

**「大腸の本当の善玉菌は、酪酸菌である」**

「酪酸菌がTレグ細胞を増やす」

ということです。

焦点は「酪酸菌を増やすやり方」です。

このことについても、私は「フラクトオリゴ糖が酪酸菌を増やす」ということを知っていました。

2017年12月に、私はすでに「アレルギーの治し方」の具体的方法を頭の中に持っていたのです。後は、確かめるだけ。2018年1月から人体実験を開始しました。

じつは、人体実験開始の時には「フラクトオリゴ糖は酪酸菌を増やして血糖値を下げる」ということに注目していました。それまでにカフェ500で接していた高齢者に糖尿病が多かったからです。もちろん、アレルギーのことも頭にありました。

その結果、フラクトオリゴ糖は軽い糖尿病には効くが、重症の糖尿病にはあまり効果がないということがわかりました。

糖尿病は老化によって起こる病気で、膵臓などの臓器の老化が原因です。この人体実験が失敗するまで、老化という考えは持っていませんでした。

フラクトオリゴ糖でアレルギーは気持ちいいように治りました。

花粉症、喘息、蕁麻疹は１日で症状がなくなります。すぐに、リウマチの痛みはとれ、潰瘍性大腸炎の症状も緩和されました。

その他、さまざまなアレルギーの改善もありました。

さらに、うつ病、パニック障害、自律神経失調症、睡眠障害もよくなりました。

現在、私はアレルギー治療（炎症抑制技術）に関して、世界で一番詳しいと自負しています。

## 病気予防で人生のＱＯＬを改善したい

関節リウマチ、潰瘍性大腸炎などの自己免疫疾患になってしまうと、完治することはほとんどありません。何らかの薬で症状を抑える程度のことしかできず、基本的に一生その病気で苦しめられるのです。

断言はできませんが、フラクトオリゴ糖を摂って大腸の酪酸菌とアッカーマンシア菌を増やしておけば、自己免疫疾患を予防できます。

花粉症、アトピー性皮膚炎、喘息も人生のＱＯＬ（クオリティーオブライフ）を下げます。これらは、確実にフラクトオリゴ糖で治りますし、予防ができます。

骨密度が低下して大腿骨を骨折すると寝たきりになることがあります。寝たきりになると認知症になり、やがて死に至ります。

また、骨密度の低下では腰も曲がり、〝いかにも老人です〟という姿になってしまいますが、フラクトオリゴ糖を摂れば骨密度の低下を防いでくれます。

**フラクトオリゴ糖を摂って酪酸菌を増やすことを普及させれば、多くの人々のＱＯＬを高めることができると期待しています。**

# 炎症を抑えると戦争も防げる

２０１９年の時事ドットコムニュースの「地球コラム」に「砂糖大量摂取で健康問題深刻」という記事がありました。

中東地域の人は糖質を大量に摂るようで、小麦粉、砂糖、バター、チーズ、ナッツを大量に加えた菓子の「クナーフェ」というものを大好物としているようです。

バター、チーズ、ナッツは糖質制限食では大量に食べても問題ないものですが、小麦粉と砂糖は血糖値を上げて生活習慣病を促進する食品です。

その記事には、

「中東の人は、砂糖と小麦粉を大量に摂ることによって、急激に血糖値が上昇し、これをインスリンが急激に下げ、この時に低血糖を起こし副腎からアドレナリンとノルアドレナリンが出て興奮状態となり、攻撃性を増す」

と書かれています。

さらに、

「中東で戦闘が多いのは現地の人が砂糖を摂りすぎていることが原因の一つである」
とも書いていました。

これが真実かどうかはわかりませんが、糖質を大量に摂る食生活では、血糖値が下がると空腹感を強く感じます。当然、アドレナリンとノルアドレナリンも出て興奮状態になり、もっと糖質を食べたくなります。

糖質制限をして血中ケトン体濃度を上げておけば、空腹感はほとんど感じず、興奮状態にもなりません。さらに、「長沢オリゴ」で大腸の酪酸菌を増やしておけば、脳のセロトニン濃度が上がり多幸感が生じ、興奮状態にならないのです。

**糖質制限と「長沢オリゴ」が世界平和につながるかもしれません。**

ぜひ、普及させていきたいと考えています。

## カフェ500で誕生した長沢オリゴ

フラクトオリゴ糖の効果は私の経営するカフェ500で、お客さんを使った人体実験で確かめました。その数は、数千人です。

この方たちは、横須賀市長沢周辺の方々。じつは、評判はすぐに口コミで伝わったことから、利用者は、横須賀市、三浦市、逗子市まで広がっていました。多くの方が利用してくれたおかげで、その効果が確認できました。

そこで、私はオリゴ糖の商品名を「長沢オリゴ」と名付けたのです。

## 最高の体調は人生を幸福にする

私は現在66歳ですが、人生の中でいまが一番体調がよいです。

フラクトオリゴ糖の効果の発見で、花粉症、蕁麻疹（アトピー性皮膚炎）、痔が治りました。一日中リラックスし、熟睡します。

糖質制限で、肥満、高血圧、頭皮湿疹が治り、記憶力などの脳の働きが格段によくなりました。脳の働きがよくなったのはフラクトオリゴ糖も関係しているかもしれません。

最高の体調を作ったことで、フラクトオリゴ糖の効果が確認できたと言えます。

現在、私は非常に幸福な人生を過ごしています。

## 正しい食事法を中学・高校で教育すべし！

アレルギー、自己免疫疾患、精神疾患、発達障害などは人間が作った病気です。しかし、それらは食事で簡単に治り、予防できるものなのです。

このような人が作った病気に悩まされないように、フラクトオリゴ糖の作用メカニズムを科学的に解明して、世界中の人々に知らせる必要があります。

一方、糖質制限を正しく行えば、がん、脳血管疾患、心疾患を強力に予防できます。これらの病気の予防のための最適な糖質制限法を科学的に解明して、世界中の人々に知らせることも重要です。

**「最高の腸活」と「最高の糖質制限食」を中学、高校で教育する日が一日も早く訪れることを、強く願っています。**

# おわりに

私は「あらゆる欲を持たない」ことを信条としています。

物欲は経済の発展につながりますが、自分たちの生活環境を悪くします。

名誉欲は他人を下に見る態度となり、不快以外の何ものでもありません。

欲するものを食べる食欲は、自分の体を壊します。

食べるものが美味しい必要はないというのが私の考えです。

人は同時代と将来の人たちの役に立つことをすればよいだけです。

とりわけ、長期的展望を持って、
将来の人たちのために努力することが重要と言えるでしょう。
いま、世間を見渡して見ると、ほとんどの人が自己中心的に、
人類の将来をまったく考えずに、近視眼的に生きています。
私の研究の成果が社会に貢献することを願ってやみません。

## 小柳津 広志（おやいづ・ひろし）

東京大学名誉教授
株式会社ニュートリサポート代表取締役


1953年12月10日生まれ。静岡県出身。

1977年、東京大学農学部農芸化学科卒業。

東大生の時、担当教授の研究方針を非難すると、しばらくすると机や実験台が使えなくなったが、それでも論文を発表し続けた。その後、アメリカ・イリノイ大学留学を経て、世界中の微生物研究者に評価され、43歳の若さで東大の教授となる。

富山大学教養部助教授、東京大学大学院農学国際専攻教授等を経て、2003年より東京大学生物生産工学研究センター教授を務める。

2016年に東京大学を退職。現在は東京大学名誉教授に就く。

専門は微生物系統分類、腸内細菌学など。

2017年3月、神奈川県横須賀市に高齢者を対象とした減塩カフェ「カフェ500」をオープン。カフェのオーナーとして『世界一受けたい授業』にも出演。また、料理本も出版している。

同店でフラクトオリゴ糖の摂取をお客さんに勧めたところ、花粉症、喘息、皮膚のかゆみなどのアレルギーが改善。

フラクトオリゴ糖を主成分にした「長沢オリゴ」を2018年より販売。

全国から反響を呼び、1年で1万個の販売実績を誇る。

東大の微生物博士が教える

# 花粉症《かふんしょう》は1日《いちにち》で治《なお》る!

二〇二〇年(令和二年)二月四日　初版第一刷発行
二〇二四年(令和六年)一月二十八日　初版第七刷発行

著　者　小柳津 広志
発行者　石井 悟
発行所　株式会社自由国民社
　東京都豊島区高田三—一〇—一一　〒一七一—〇〇三三
　電話〇三—六二三三—〇七八一(代表)
カバー画　さわたり しげお
造　本　JK
印刷所　大日本印刷株式会社
製本所　新風製本株式会社


Special Thanks to:

出版プロデュース:
株式会社天才工場 吉田 浩

編集協力:
株式会社マーベリック 大川 朋子
奥山 典幸